Monthly Book **Derma.**

編集企画にあたって…

JN115760

　真皮や皮下組織は主に軟部組織で構成されているため，皮膚科医が軟部腫瘍を取り扱う機会は少なくない．しかしながら，軟部腫瘍の病理診断は非常に難しく，細部にまで精通することは至難の業である．軟部腫瘍には特徴的な染色体異常や遺伝子異常がみられ，日進月歩で知見が集積されている．それぞれの腫瘍に特徴的な HE 所見が知られているものの，鑑別診断のためには免疫組織化学や遺伝子解析などの膨大な知識が必要である．したがって，皮膚科医にとっての当面の目標は，軟部腫瘍専門家との議論を可能にする基本的な疾患概念や知見を身につけることと，HE 所見から鑑別疾患を列挙できることである．このような視点から，皮膚科において取り扱う可能性のある軟部腫瘍について，皮膚科医が知っておくべき事項を中心に解説しようと試みた．折しも近年(2020 年)，WHO 分類・骨軟部腫瘍が満を持して改訂されており，最も相応しいと思われるエキスパートに各分野の解説を執筆していただいた．軟部腫瘍は極めて多種多様であり，稀な腫瘍まで網羅的に含めるのではなく，皮膚科医が最初にマスターすべきものから順にまとめていただくことを旨とした．HE 染色所見中心の写真構成であるが，重要な免疫染色や遺伝子解析の知見も盛り込んでいる．全体の統一性のため，文中の病名および病理組織学的用語は英語表記としている．

　本書には，皮膚科医にとって必要な軟部腫瘍の知識が網羅されている．皮膚腫瘍に関わる皮膚科医，これからその道を目指す皮膚科医，皮膚病理を学ぼうとする皮膚科医，すべての皮膚科研修医に，本書を手元に置いて欲しいと願う．'これだけは知っておきたい'という範囲をやや超えたレベルとして完成した感は否めないが，皮膚科医が軟部腫瘍に遭遇したときに，まずは手に取る参考書としても推せると自負している．

2021 年 2 月

清原隆宏

KEY WORDS INDEX

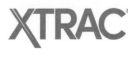

これだけは知っておきたい　軟部腫瘍診断

◆編集企画／関西医科大学総合医療センター教授　清原　隆宏　　◆編集主幹／照井　正　　大山　学

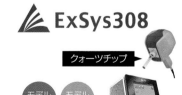
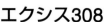
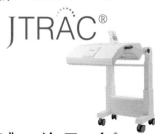

WRITERS FILE
ライターズファイル
（50 音順）

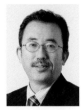

安齋　眞一
（あんさい　しんいち）

1983年	山形大学卒業 同大学皮膚科入局
1992年	同, 講師
1994年	山形県立日本海病院皮膚科
2001年	秋田大学皮膚科, 助教授
2004年	札幌皮膚病理研究所, 副所長
2007年	徳島大学皮膚科, 准教授
2009年	日本医科大学皮膚科, 准教授
2011年	同大学武蔵小杉病院皮膚科, 部長
2015年	同大学皮膚科学, 教授
2018年	日本皮膚病理組織学会, 理事長

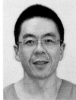

高井　利浩
（たかい　としひろ）

1997年	神戸大学卒業 同大学医学部付属病院皮膚科, 研修医
1998年	兵庫県立成人病センター皮膚科
2000年	西脇市立西脇病院皮膚科
2001年	神戸大学医学部付属病院皮膚科, 医員
2002年	札幌皮膚病理研究所, 研修医
2003年	高砂市民病院皮膚科, 副医長
2005年	兵庫県立成人病センター皮膚科, 医長 （2007年がんセンターに改称）
2017年	同, 部長

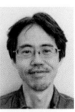

福本　隆也
（ふくもと　たかや）

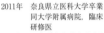

1993年	奈良県立医科大学卒業 同大学皮膚科入局
1998年	市立松原病院皮膚科, 医長
2002年	県立奈良病院皮膚科, 部長
2005年	札幌皮膚病理研究所, 所員
2008年	奈良県立医科大学皮膚科, 講師
2013年	札幌皮膚病理診断科, 副院長
2016年	福本皮フ病理診断科, 院長

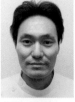

小川　浩平
（おがわ　こうへい）

2005年	奈良県立医科大学卒業 同大学附属病院, 臨床研修医
2007年	同大学皮膚科, 医員
2010年	同大学医学研究科入学
2012年	札幌皮膚病理診断科, 研修医
2013年	奈良県立医科大学医学研究科修了 同大学皮膚科, 助教
2015年	ICDP-UEMS 認定国際皮膚病理専門医取得

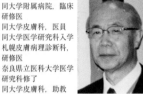

多田　豊曠
（ただ　とよひろ）

1972年	名古屋市立大学卒業
1976年	同大学大学院修了 同大学第2病理学教室, 助手
1985年	同, 講師
1986〜87年	米国ワシントン大学（シアトル）留学
1988年	名古屋市立大学第2病理学教室, 助教授
1999年	同大学看護学部, 教授
2012年	豊川市民病院病理診断科, 部長

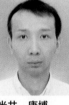

光井　康博
（みつい　やすひろ）

2011年	奈良県立医科大学卒業 同大学附属病院, 臨床研修医
2013年	同大学皮膚科入局（現在に至る）
2016年	札幌皮膚病理診断科, 研修医

清原　隆宏
（きよはら　たかひろ）

1991年	北海道大学卒業 同大学皮膚科入局
1995年	新日鐵室蘭総合病院皮膚科
1996年	北海道大学皮膚科, 医員
1998年	福井医科大学皮膚科, 助手
2001年	同大学医学部附属病院皮膚科, 講師
2003年	福井大学医学部附属病院皮膚科, 講師（名称変更）
2007年	同大学感覚運動医学講座皮膚科学領域, 准教授
2014年	関西医科大学皮膚科, 准教授および同大学附属滝井病院皮膚科, 部長
2015年	同大学附属滝井病院皮膚科, 教授
2016年	同大学総合医療センター皮膚科, 教授

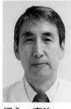

福永　真治
（ふくなが　まさはる）

1975年	東京慈恵会医科大学卒業 同大学第二病理学教室, 助手
1987年	同大学第一病理学教室, 講師
1987〜89年	米国 George Washington University 留学
1998年	東京慈恵会医科大学第一病理学講座, 助教授
2010年	同, 教授
2015年	新百合ヶ丘総合病院病理診断科, 部長

栁原　茂人
（やなぎはら　しげと）

2005年	関西医科大学卒業
2007年	大阪市立大学大学院医学研究科皮膚病態学講座
2013年	博士（医学）取得
2014年	鳥取大学感覚運動医学講座皮膚病態学, 助教
2017年	近畿大学皮膚科学教室, 講師

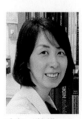

古賀　佳織
（こが　かおり）

1999年	福岡大学卒業
2001年	同大学皮膚科学教室, 医員
2002年	同, 助手
2003年	同大学大学院病態生化学系専攻
2007年	札幌皮膚病理研究所, 研修医
2008年	同, 所員
2009年	福岡大学病院病理部, 助手
2011年	同大学病理学教室, 助教
2016年	同, 講師

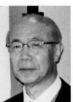

MB Derma, 306：1-5, 2021.

◆特集／これだけは知っておきたい 軟部腫瘍診断
総　論

清原隆宏*

Key words：軟部(soft)，間葉(mesenchyme)，肉腫(sarcoma)

Abstract　2020 年の WHO 分類・骨軟部腫瘍において，軟部腫瘍は 11 のサブカテゴリーに分類されている．悪性度については，benign と malignant の中間的生物学的悪性度に対して，転移しないものの局所破壊性が強く再発しやすい intermediate(locally aggressive)と，同様の局所破壊性に加えて 2%未満の確率で主にリンパ節や肺などに遠隔転移を伴う intermediate(rarely metastasizing)が規定されている．軟部肉腫における組織学的分化度，核分裂像の頻度，腫瘍壊死の程度などがスコア化され，TNM 病期分類に反映されている．体幹四肢の表在性軟部組織に発生する軟部肉腫については，T 分類は腫瘍径(5 cm, 10 cm, 15 cm)により分けられている．
　軟部腫瘍の病理診断は難しい．皮膚科医にとっての当面の目標は，軟部腫瘍専門家との議論が可能になる基本的な疾患概念や知見を身につけること，HE 所見から鑑別疾患を列挙できることである．軟部肉腫が疑われる場合，MRI などで腫瘍の性状と進展範囲を把握したうえで，適切なアプローチで生検を行い，生検結果に基づいて広範切除を行う．無計画切除を行ってしまった場合には，12 週以内に追加広範切除を施行すべきであり，専門施設への紹介も念頭に置く必要がある．

はじめに

　2020 年の World Health Organization Classification of Tumours・5th Edition, Soft Tissue and Bone Tumours(以下，現 WHO 分類・骨軟部腫瘍)に準拠して，軟部腫瘍の考え方についての概要を解説する．軟部肉腫を経験する機会は少ないが，皮膚科医として軟部肉腫にどう対応するべきかについても記載する．文中における病名および病理組織学的用語は英語で表記することとした．

間葉系腫瘍と軟部腫瘍

　皮膚科領域において間葉系腫瘍と軟部腫瘍はほぼ同様の意味合いで使用されており，非上皮性腫瘍を漫然と意味することが多い．しかしながら，

厳密には両者が指す対象には若干の相違がある．間葉とは初期胚の内胚葉と外胚葉の間の紡錘形あるいは星状の細胞からなる組織のことで[1]，結合組織，脂肪組織，筋組織，軟骨・骨組織，血管・リンパ管，血球などに分化する．軟部組織とは骨，歯以外の軟らかい組織のなかで，網内系，グリアおよび実質臓器の支柱組織を除いた生体の非上皮性組織を指す便宜的な総称である．主に間葉系組織から軟骨・骨，血球を除き，外胚葉組織である末梢神経・交感神経を含むが，同じ外胚葉組織であるメラニン形成組織は含まない[2,3]．

軟部腫瘍の分類

　現 WHO 分類・骨軟部腫瘍における軟部腫瘍は，'adipocytic tumors'，'fibroblastic/myofibroblastic tumors'，'so-called fibrohistiocytic tumors'，'vascular tumors of soft tissue'，'pericytic(perivascular)tumors'，'smooth muscle tumors'，

＊　Takahiro KIYOHARA，〒570-8507 守口市文園町 10-15　関西医科大学総合医療センター皮膚科，教授

表 1. Definition of histopathological parameters in FNCLCC grading system
(FNCLCC：Fédération Nationale des Centres de Lutte Contre le Cancer)

Histological parameter	Definition
Tumor differentiation	· **Score 1**：Sarcomas closely resembling normal adult mesen-chymal tissue and potentially difficult to distinguish from the counterpart benign tumor(e.g. well-differentiated liposarcoma, well-differentiated leiomyosarcoma) · **Score 2**：Sarcomas for which histological typing is certain (e.g. myxoid liposarcoma, myxofibrosarcoma) · **Score 3**：Embryonal and undifferentiated sarcomas, synovial sarcomas, sarcomas of doubtful type
Mitotic count(established on the basis of 10 HPF ; 1 HPF measures 0.1734 mm^2)	· **Score 1**：0〜9 mitoses per 10 HPF · **Score 2**：10〜19 mitoses per 10 HPF · **Score 3**：>19 mitoses per 10 HPF
Tumor necrosis	· **Score 0**：No necrosis · **Score 1**：<50% tumor necrosis · **Score 2**：≧50% tumor necrosis
Histological grade	· **Grade 1**：Total score 2, 3 · **Grade 2**：Total score 4, 5 · **Grade 3**：Total score 6, 7, 8

'skeletal muscle tumors', 'gastrointestinal stromal tumors', 'chondro-osseous tumors', 'peripheral nerve sheath tumors', 'tumors of uncertain differentiation' の 11 のサブカテゴリーに分類されている[4]. 2013 年の旧 WHO 分類・骨軟部腫瘍[5]からの変更点であるが, 'nerve sheath tumors' は 'peripheral nerve sheath tumors' と記載されている. また, 'undifferentiated/unclassified sarcomas' の項目は割愛されている.

軟部腫瘍の悪性度

2002 年の WHO 分類・骨軟部腫瘍において, benign と malignant の中間的生物学的悪性度に対して, intermediate(locally aggressive)と intermediate(rarely metastasizing)が規定された[6]. 前者は転移しないものの局所破壊性が強く再発しやすいもので, 後者は同様の局所破壊性に加えて 2% 未満の確率で主にリンパ節や肺などに遠隔転移を伴うものである. この規定は2013年の旧分類を経て, 現分類においても継承されている[7].

軟部肉腫の病期分類

FNCLCC(Fédération Nationale des Centres de Lutte Contre le Cancer)grading system は, 欧州のフランスから提唱された, 軟部肉腫の組織学的悪性度評価方法である. 組織学的分化度, 核分裂像の頻度, 腫瘍壊死の程度に応じたスコアを総計し, 組織学的悪性度(histological grade)が決定されている[8](表1). 組織学的分化度は最も未分化な部分で評価するが, 分化度が低くなるにつれ, スコアは高くなっている(表2). 核分裂像の頻度は, FNCLCC においては頻用されている 10 high-power field(HPF)あたりの個数で評価されているが, 現 WHO 分類においては, mm^{2}あたりの個数での表記が推奨されている. 適切な身体所見, 画像検査, 術後病理により T, N, M 分類が決められ, 組織学的悪性度を反映した TNM 病期分類(表3)が規定される[9]. なお, 体幹四肢の表在性軟部組織および後腹膜に発生する軟部肉腫の T 分類は, 腫瘍径(5 cm, 10 cm, 15 cm)により分けられている. しかしながら, Kaposi sarcoma, dermatofibrosarcoma protuberans, fibromatosis(desmoid tumor), sarcoma arising from the dura mater of brain, angiosarcoma などは TNM 病期分類の対象外とされている.

皮膚科医として軟部腫瘍にどう対応すべきか

軟部腫瘍の病理診断は非常に難しい. それぞれに特徴的な HE 所見が知られているものの, 免疫組織化学や遺伝子解析の知見が必須である. 軟部

表 2. Tumor differentiation score according to histological type
in the FNCLCC system

Histological type	Differentiation score
Well-differentiated liposarcoma	1
Well-differentiated leiomyosarcoma	1
Malignant neurofibroma	1
Well-differentiated fibrosarcoma	1
Myxoid liposarcoma	2
Conventional leiomyosarcoma	2
Conventional MPNST	2
Conventional fibrosarcoma	2
Myxofibrosarcoma	2
Myxoid chondrosarcoma	2
Conventional angiosarcoma	2
High-grade myxoid (round cell) liposarcoma	3
Pleomorphic liposarcoma	3
Dedifferentiated liposarcoma	3
Rhabdomyosarcoma	3
Poorly differentiated/pleomorphic leiomyosarcoma	3
Poorly differentiated/epithelioid angiosarcoma	3
Poorly differentiated MPNST	3
Malignant Triton tumor	3
Synovial sarcoma	3
Extraskeletal osteosarcoma	3
Extraskeletal Ewing sarcoma	3
Mesenchymal chondrosarcoma	3
Clear cell sarcoma	3
Epithelioid sarcoma	3
Alveolar soft part sarcoma	3
Malignant rhabdoid tumor	3
Undifferentiated (spindle cell and pleomorphic) sarcoma	3

腫瘍には特徴的な染色体異常や遺伝子異常がみられ，特に特定の染色体間にみられる相互転座によって融合遺伝子が形成されることが多い．染色体転座と癒合遺伝子の検出には，fluorescence *in situ* hybridization（FISH）法と reverse transcriptase-polymerase chain reaction（RT-PCR）法が頻用されている．ともにホルマリン固定パラフィン包埋材料からの応用が可能になってきている．また，発現する遺伝子産物が免疫組織化学的に検出できることも多い．皮膚科医にとっての当面の目標は，軟部腫瘍専門家との議論が可能になる基本的な疾患概念や知見を身につけること，HE 所見から鑑別疾患を列挙できることである．また，軟部腫瘍においては，組織起源よりも分化方向に基づいて分類するという立場が重視されている．組織起源を重視する上皮系腫瘍の考え方に馴染んでいる皮膚科医にとって，留意すべき点である．

日本皮膚科学会と日本整形外科学会による悪性軟部腫瘍（軟部肉腫）の適切な切除を目指すための共同提言がある．診断が曖昧なまま施行される無

表 3. TNM staging of soft tissue sarcomas for extremity and superficial trunk, and retroperitoneum

＜TNM Clinical Classification＞

T‒Primary tumor
TX : Primary tumor cannot be assessed
T0 : No evidence of primary tumor
T1 : Tumor 5 cm or less in greatest dimension
T2 : Tumor more than 5 cm but no more than 10 cm in greatest dimension
T3 : Tumor more than 10 cm but no more than 15 cm in greatest dimension
T4 : Tumor more than 15 cm in greatest dimension

N‒Resional lymph node
NX : Resional lymph node cannot be assessed
N0 : No regional lymph‒node metastasis
N1 : Regional lymph‒node metastasis

M‒Distant metastasis
M0 : No distant metastasis
M1 : Distant metastasis

＜pTNM Pathological Classification＞
The pT and pN categories correspond to the T and N categories.

pM‒Distant metastasis*
pM1 : Distant metastasis microscopically confirmed
Note : *pM0 and pMX are not valid categories

＜Stage＞

	T	N	M	G
I A	T1	N0	M0	G1, GX Low Grade
I B	T2, T3, T4	N0	M0	G1, GX Low Grade
II	T1	N0	M0	G2, G3 High Grade
III A	T2	N0	M0	G2, G3 High Grade
III B	T3, T4	N0	M0	G2, G3 High Grade
	Any T	N1*	M0	Any G
IV	Any T	Any N	M1	Any G

Note : *AJCC classifies N1 as stage IV for extremity and superficial trunk.

計画切除が増加しているからである．軟部肉腫が疑われる場合，MRI などで腫瘍の性状と進展範囲を把握したうえで，適切なアプローチで生検を行い，生検結果に基づいて広範切除を行うことが原則である．無計画な生検をするよりも，専門施設へ紹介することも推奨されている．無計画切除を行ってしまった場合には，12 週以内に追加広範切除を施行するよう提言されている[10]．

おわりに

本稿の記載は日本皮膚科学会雑誌'線維組織球系腫瘍'[11]および'皮膚間葉系悪性腫瘍 Up-to-Date'[12]，MB Derma.'軟部肉腫 I'[13]，2020 年度日本皮膚科学会研修講習会テキスト'軟部肉腫の診断と治療（血管肉腫を含む）'[14]に一部準拠している．

文 献

1) 藤田尚男，藤田恒夫：支持組織．標準組織学総論，第 4 版（藤田尚男，藤田恒夫編），医学書院，pp. 139-209，2003.

2) 橋本 洋：軟部腫瘍．外科病理学 II（向井 清ほか編），第 4 版，文光堂，pp. 1511-1596，2006.

3) 梅林芳弘：間葉系腫瘍（末梢神経系腫瘍を含む）．日皮会誌，**117**：2461-2469，2007.

4) WHO Classification of Tumours Editorial Board (eds)：WHO classification of soft tissue tumours. WHO classification of tumours・5th Edition, Soft Tissue and Bone Tumours, IARC Press, Lyon, pp. 2-3, 2020.

5) Fletcher CDM, Bridge JA, Hogendoorn PCW, et al：WHO classification of tumours of soft tissue. WHO classification of tumours of soft tissue and bone（Fletcher CDM, et al eds），IARC Press, Lyon, pp. 10-11, 2013.

6) Fletcher CDM, Rydholm A, Singer S, et al：Soft tissue tumours：Epidemiology, clinical features, histopathological typing and grading. Pathology and genetics of tumours of soft tissue and bone （Fletcher CDM, et al eds），IARC Press, Lyon, pp. 12-18, 2002.

7) Fletcher CDM, Baldini EH, Blay JY, et al：Soft tissue tumours：Introduction. Terminology used to reflect biological potential（WHO Classification of Tumours Editorial Board eds），IARC Press, Lyon, p. 10, 2020.

8) Fletcher CDM, Baldini EH, Blay JY, et al：Soft tissue tumours：Introduction. Grading and staging of sarcomas（WHO Classification of Tumours Editorial Board eds），IARC Press, Lyon, pp. 10-12, 2020.

9) WHO Classification of Tumours Editorial Board

(eds)：TNM staging of tumours of soft tissues. WHO classification of tumours・5th Edition, Soft Tissue and Bone Tumours, IARC Press, Lyon, p. 4, 2020.

10）日本皮膚科学会，日本整形外科学会：悪性軟部腫瘍（軟部肉腫）の適切な切除を目指すための共同提言，2018(https://www.dermatol.or.jp/modules/news/index.php?content_id=536).

11）清原隆宏：線維組織球系腫瘍．日皮会誌，**121**：3307-3312，2011.

12）清原隆宏：皮膚間葉系悪性腫瘍 Up-to-Date．日皮会誌，**118**：2858-2861，2008.

13）清原隆宏：【皮膚悪性腫瘍の病理組織診断プラクティス】軟部肉腫Ⅰ—線維芽細胞・筋線維芽細胞性腫瘍，'いわゆる'線維組織球性腫瘍を中心に—．*Derma*，**280**：77-87，2019.

14）清原隆宏：軟部肉腫の診断と治療（血管肉腫を含む）—必修（夏）—．2020 年度日本皮膚科学会研修講習会テキスト，pp. 1-8，2020.

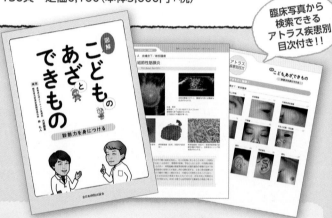

MB Derma, 306：7-16, 2021.

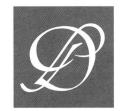

◆特集／これだけは知っておきたい 軟部腫瘍診断

Adipocytic tumors

福本隆也*

Key words：脂肪細胞性腫瘍（adipocytic tumors），脂肪腫（lipoma），紡錘形細胞/多形性脂肪腫（spindle cell/pleomorphic lipoma），異型脂肪腫様腫瘍（atypical lipomatous tumor），脂肪肉腫（liposarcoma）

Abstract 軟部腫瘍と皮膚腫瘍の WHO 分類に従って，脂肪細胞性腫瘍について概説した．良性病変では，よくみる lipoma や angiolipoma のほか，lipoblastoma, nevus lipomatosus cutaneous superficialis, spindle cell/pleomorphic lipoma, hibernoma について，良性悪性中間的腫瘍では atypical lipomatous tumor について，そして悪性腫瘍では，dedifferentiated, myxoid, pleomorphic liposarcoma について述べ，鑑別疾患についても解説した．中間群や悪性の脂肪細胞性腫瘍は稀であるが，これらとその鑑別疾患について，皮膚腫瘍を扱う皮膚科医は知っておくことが望まれる．

はじめに

通常の脂肪腫は，軟部腫瘍としてはありふれたもので診断に困難はないが，知っておかないといけないバリエーションや稀な病変も多数存在している．WHO 分類では，adipocytic tumors として benign, intermediate（locally aggressive），malignant に分類されている．脂肪細胞分化を示す腫瘍の良性病変には lipoma, angiolipoma, spindle cell/pleomorphic lipoma, hibernoma などが，中間群に atypical lipomatous tumor があり，いずれも主に皮下組織にみられる．また，稀な病変ではあるが，悪性の dedifferentiated liposarcoma や myxoid liposarcoma や pleomorphic liposarcoma がある．本稿では軟部腫瘍の WHO 分類[1]や，皮膚腫瘍の WHO 分類[2]に準じて疾患を紹介する．

良性腫瘍

1．Lipoma

最も頻度の高い軟部腫瘍でどこにでもみられる

* Takaya FUKUMOTO, 〒630-8353 奈良市柳町 31 和田ビル 502 福本皮フ病理診断科，院長

が，単発のことが多い．大型の lipoma では，表在性にみえても筋肉内や筋間など深部に存在することがあり（intramuscular lipoma や intermuscular lipoma），画像診断が必要である．また，前額部の lipoma は前頭筋下にあることが特徴で，subgaleal lipoma や submuscular lipoma と呼ばれる．上腹部の脂肪組織からなる皮下腫瘤では，linea alba hernia（白線ヘルニア）の可能性も考えておく．遺伝子的には，12q13-15 の変異が最も多くみられ，*HMGA2* 遺伝子の転座が知られている．*MDM2* の増幅はない．

＜病理組織像＞

皮下に成熟した脂肪細胞が結節状に増殖するが，正常の脂肪組織に比べて，脂肪隔壁で囲まれる脂肪小葉が大きいことが特徴である．脂肪細胞には大小不同は目立たず，異型的な脂肪芽細胞は認めない．切除後の再発は通常ないが，不完全切除では再発することがある．線維成分に富む fibrolipoma, 粘液に富む myxolipoma（図1），骨組織を伴う osteolipoma などの亜型がある．病変内に脂肪壊死の所見を伴うことがある．大型の病変では，後に述べる atypical lipomatous tumor（ALT）

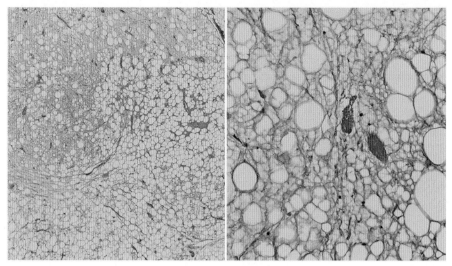

図 1. Myxolipoma
Lipoma with myxoid change とも呼ばれる. lipoma の一部に粘液の沈着が目立つ.

との鑑別が問題になることがあるが, 通常の lipoma では線維性間質が乏しいこと, 間質の線維芽細胞は少なく異型的な間質細胞を含まないことが鑑別点になる.

2. Lipoblastoma and lipoblastomatosis[3]

胎児の白色脂肪組織に類似した, 成熟脂肪細胞および未成熟な脂肪芽細胞(lipoblast)に分化した細胞が混在して増加する良性腫瘍で, 限局性の lipoblastoma と深部軟部組織にびまん性に広がる lipoblastomatosis に分けられる. 乳幼児の体幹あるいは四肢に好発し, 腫瘍の発見時期は3歳未満が75～90%以上を占めるが, 切除時年齢は成人以降のことも多い. 完全摘出されれば再発の可能性は低いが, 全摘出できなかった場合に再発することがある. *PLAG1* 遺伝性の再構成がみられ, 融合パートナーは *HAS2*, *CL1A2*, *RAD51B*, *CL3A1*, *RAB2A* などが知られている.

<病理組織像>

線維性結合組織に境された分葉状の脂肪細胞の増加を示す病変で, 間質には粘液沈着および種々の形態の血管の増加を伴う. 病変は, 成熟脂肪細胞と, 星型や紡錘形から印環細胞様など種々の形態の未成熟脂肪芽細胞が混在して形成されている. 成熟脂肪細胞が増加している部位は通常の lipoma に類似するが, 脂肪芽細胞が主体で粘液の

沈着や繊細な血管網が目立つと, myxoid liposarcoma との組織学的鑑別が困難なことがある. 発症年齢が異なること, *FUS-DDIT3*(CHOP)の転座がないことから鑑別できる.

3. Angiolipoma

若年～成人男性の四肢, 体幹に好発する. 圧痛を伴うことが多く, 多発する傾向がある. 多発している場合, 病変の検出には超音波検査が有用である. また, 通常の lipoma よりも小型のことが多く, 容易に摘出できることも特徴である. *PRKD2*[4] や *PIK3CA*[5] の変異が報告されている.

<病理組織像>(図 2)

境界明瞭な結節状病変で, 毛細血管の増加があり, しばしばフィブリン血栓を伴う. 血管の増加の程度は様々であるが, 辺縁部で目立つことが多い. 血管の増加が著明な場合は脂肪細胞性腫瘍であることの認識が困難になることがあり, そのような症例は, cellular angiolipoma と呼ばれる.

4. Nevus lipomatosus cutaneous superficialis

多発型と単発型が知られており, 多発型では腰殿部に好発し, 20歳くらいまでに気づかれることが多いが, 稀に成人期以降にも出現する. 常色あるいは軽度黄色調で, 表面は平滑あるいは皺状の軟らかい, 扁平なクルミ大までの丘疹や結節が帯

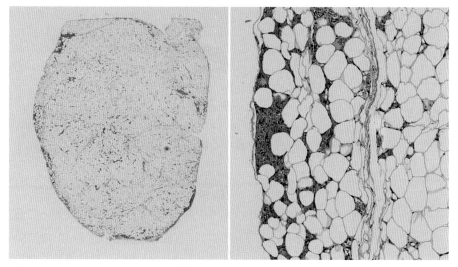

図 2. Angiolipoma
長径 1 cm 程度の境界の明瞭な結節で，小血管の増加がみられる(a)．血管の
増加は辺縁部で目立ち(a)，フィブリン血栓を持つものもある(b)．

状に集簇する．単発型は，中年の殿部や大腿や体幹に好発し，大豆大〜母指頭大くらいまでの常色の有茎性ないしドーム状の腫瘤が孤立性に存在する．真皮内病変に続く皮下の結節を触知できることもある．臨床的には軟性線維腫や lipoma との区別が困難なことが多い．

<病理組織像>

隆起性の病変で，真皮内の膠原線維束に割り込むように異所性に成熟脂肪組織が増殖する．被膜の形成はなく，真皮下層にかけて脂肪組織はしだいに増加し毛包やエクリン汗腺などの付属器周囲にも分布する．脂肪細胞は真皮内の病変に連続して皮下脂肪組織にも結節状に増殖することも多い．単発型(図3)では，脂肪細胞の増加を伴った fibroepithelial polyp(soft fibroma)との鑑別が困難なことがあるが，fibroepithelial polyp では，通常は病変内に皮膚付属器を含まず，皮下に連続性の脂肪細胞の増殖をみることはない．

5．Spindle cell/pleomorphic lipoma(SCL/PL)

中高年男性の後頸部から上背部に好発する(約80%)が，顔面や頭部などにもみられる．四肢発生は稀である．女性例では，男性の好発部位以外にみられることが多い．良性腫瘍であり，単純切除により局所再発も稀である．ほとんどの症例で13q14(*RB1*)の欠失があるが，*MDM2* の増幅はない．

<病理組織像>(図4)

境界の明瞭な結節を形成することが多いが，浸潤性の像を示すこともある．成熟脂肪細胞の増加とともに，種々の程度に異型性の乏しい均一な紡錘形細胞の増加を伴う．核分裂像も通常は乏しい．粘液の沈着と，ロープ状と呼ばれる膠原線維の沈着を伴うことが多い．肥満細胞も散見される．粘液に富む症例や，脂肪細胞の少ない症例(low fat and fat free variant[6])，偽血管腔を伴う症例(pseudoangiomatous variant)なども知られている．多形性のある紡錘形細胞や花弁状巨細胞(floret giant cell)がみられると pleomorphic lipoma と呼ばれるが，SCL と一連の疾患である(図5)．紡錘形細胞や花弁状巨細胞は，免疫染色では CD34 が陽性となり，Rb は陰性となる．

【鑑別疾患】Atypical spindle cell/pleomorphic lipomatous tumor

以前は ALT の亜型とされていたが，*MDM2* の増幅がなく，spindle cell/pleomorphic lipoma と同様に *RB1* の欠失があることから，ALT から独立し，2020 年の WHO 分類から新しく記載された概念である[7]．紡錘形細胞に異型性や多形性がやや目立ち，脂肪芽細胞や浸潤性の辺縁がみられる

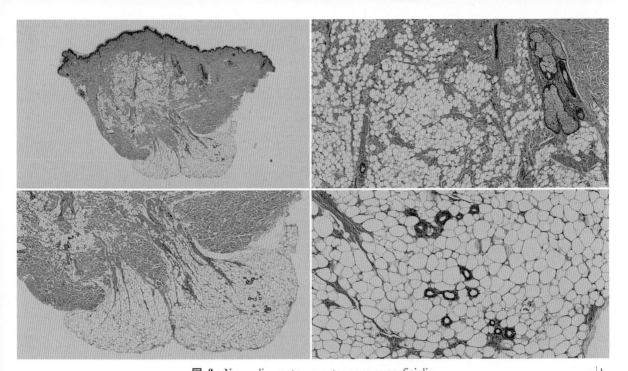

図 3. Nevus lipomatosus cutaneous superficialis

単発型．やや隆起した病変で(a)，真皮内に異所性の成熟脂肪細胞の増加があり(b)，それに連続して皮下にも脂肪細胞の増殖がある(c)．病変内にはエクリン汗管や汗腺分泌部，毛包脂腺などの皮膚付属器がある(b，d)

a	b
c	d

と，この疾患に診断される．手足や大腿に好発し，その他の四肢や肩，臀部，体幹にもみられる．良性腫瘍に分類されているが，不完全切除で 10～15％が再発する．

6．Hibernoma

褐色脂肪へ分化した腫瘍細胞からなる稀な良性軟部腫瘍で，若年成人の体幹や，大腿，上腕，頸部の皮下に好発するが，発症年齢は幅広くみられる．無痛性，境界明瞭で緩徐に発育し，肉眼的に腫瘍は茶褐色を呈することが多い．完全切除で再発しない．11q13 の転座が高頻度にみられる．

＜病理組織像＞（図 6）

境界の明瞭なやや分葉状の結節で，腫瘍細胞には，密な好酸性の顆粒状の胞体を持つ細胞 granular eosinophilic cell，泡沫状あるいは微細顆粒状の胞体と細胞の中央に類円形の核を持つ細胞 multivacuolated cell，そして核が偏在し正常脂肪細胞に類似した細胞の 3 種類がある．異型性や核分裂像は乏しい．バリエーションとして，粘液に富む例（図 6-d）や紡錘形細胞が目立つ例，白色脂肪が目立つ例などが知られている．S-100 蛋白が陽性となる．

良性悪性中間的腫瘍

1．Atypical lipomatous tumor（ALT）

Well differentiated liposarcoma（WDLPS）と同一疾患であるが，皮下のものは後腹膜のものに比べて，再発はあるが転移せず，生命予後がよいためこの名称で呼ばれる．四肢近位や背部などの深部軟部組織に好発するが，浅在性にも発生する．大型の lipoma をみたときは画像を確認する必要があり，ALT では，MRI で 2 mm 以上の厚さの隔壁がみられ，T1 強調で低信号領域がみられることが特徴とされる．大きな lipoma の検体で，線維成分が目立つ部位があれば，十分切り出して検討することが必要である．ごく稀に，脱分化を起こして後述の dedifferentiated liposarcoma となることがある．ALT の診断であっても拡大切除縁の確保が困難なことが多いため，予後が良好であることも考慮して辺縁切除とされることも多い．

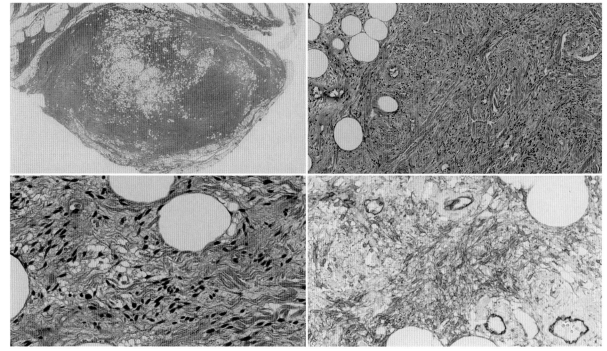

<table>
<tr><td>a</td><td>b</td></tr>
<tr><td>c</td><td>d</td></tr>
</table>

図 4. Spindle cell lipoma

境界明瞭な結節性病変で(a)，脂肪細胞と，ロープ状と呼ばれる太い膠原線維，紡錘形細胞の増加で構成されている(b)．紡錘形細胞は単調で異型性や核分裂像は乏しい(c)．CD34 はびまん性に陽性である(d)．

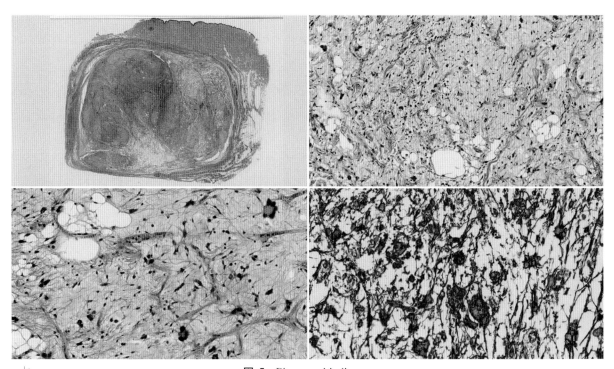

<table>
<tr><td>a</td><td>b</td></tr>
<tr><td>c</td><td>d</td></tr>
</table>

図 5. Pleomorphic lipoma

境界明瞭な結節性病変で(a)，著明な粘液の沈着を背景に，脂肪細胞と膠原線維，多核細胞や紡錘形細胞の増加で構成されている(b)．異型性の乏しい紡錘形細胞の増加に混在して好酸性細胞質の周囲に花冠状に核が配列する，いわゆる floret giant cell がみられる(c)．CD34 はびまん性に陽性である(d)．

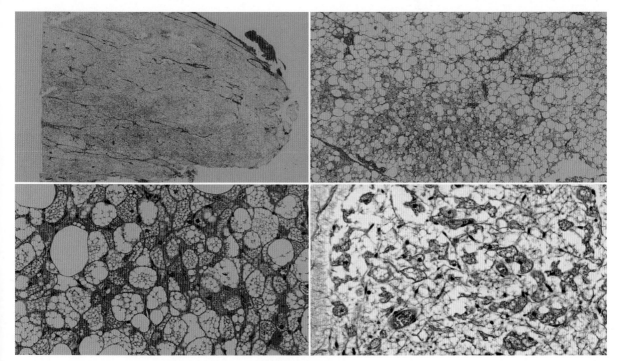

図 6. Hibernoma

結節性病変で(a), 成熟脂肪細胞の増加とともに, 好酸性空胞状の細胞質を持つ細胞が多数混在している(b). 拡大すると密な好酸性の顆粒状の胞体を持つ granular eosinophilic cell や泡沫状の胞体を持つ multivacuolated cell がみられる(c). d は別症例で, 粘液の沈着が目立つ hibernoma である.

a	b
c	d

＜病理組織像＞(図7)

大型の脂肪性腫瘍で, 脂肪細胞に大小不同や異型的な脂肪芽細胞を認めるが, 異型が軽度な症例もある. 線維性間質に核が濃染する大型の異型的な間質細胞を認めることが最大の特徴で, 異型的な脂肪芽細胞は診断に必須ではない. *MDM2* や *CDK4* を含む 12q14-15 領域の増幅があるため, 免疫染色で MDM2 と CDK4 がともに陽性になることが多い. 免疫染色では染色の解釈が難しい例があり, 確定診断には, FISH 法で *MDM2* 遺伝子の増幅をみることが有用である. Pleomorphic lipoma や, 脂肪壊死を伴った lipoma などが鑑別となる.

【鑑別疾患】Anisometric cell lipoma(Dysplastic lipoma)[8)9)](図8)

大小不同のある脂肪細胞の増加からなり, ALT との鑑別が問題となる脂肪細胞性病変で, 中高年男性の上背部や後頸部に好発する. 境界の明瞭な病変で脂肪細胞の大小不同がみられ, 脂肪芽細胞様の細胞が散見されるが, 核の異型性は目立たない. 脂肪細胞の壊死も散見され, 周囲に組織球様を伴う. 一部の症例では *Rb* の欠失があるが, *MDM2* の増幅は認めない. WHO 分類にはまだ記載されておらず, 今後の検討が必要な病変である.

悪性腫瘍

1. Dedifferentiated liposarcoma

ALT/WDLPS から発生する非脂肪性肉腫で, 後腹膜発生の WDLPS の 10％程度でみられるが, 表在性の ALT では稀である. 非脂肪性肉腫の種類は様々で, 未分化多形性肉腫様の高悪性度肉腫のことが多い. 10％程度は低悪性度の組織像を示す. 切除後の再発は多く, 15～20％程度の症例で遠隔転移がみられる. なお, 後腹膜原発の undifferentiated pleomorphic sarcoma の多くは *MDM2* の増幅があり, dedifferentiated liposarcoma と考えられているが, 表在性の未分化多形性肉腫の一部にも *MDM2* の増幅があり, dediffer-

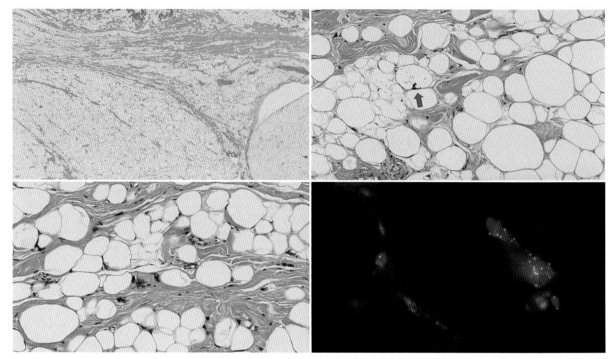

図 7. Atypical lipomatous tumor

a	b
c	d

大型の線維成分に富む脂肪細胞性病変で(a)，脂肪細胞には大小不同がみられ，異型的な脂肪芽細胞（矢印）もある(b)．線維成分には紡錘形細胞が目立ち，濃染する大型核を持つ異型的な間質細胞が散在している(c)．d は FISH 像で，*MDM2*（赤）の増幅がみられる．

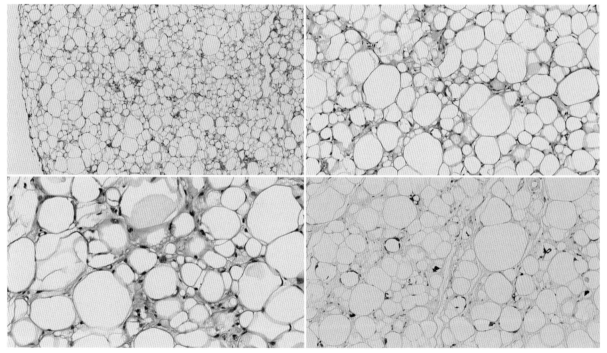

図 8. Anisometric cell lipoma（Dysplastic lipoma）

a	b
c	d

大小不同のある脂肪細胞の増加が目立つ病変で(a，b)，脂肪芽細胞様の細胞もみられる(c)．CD68 の免疫染色では，脂肪細胞を取り囲む組織球がみられる(d)．ALT が鑑別になるが，この症例は *MDM2* の増幅はなく，ALT は否定された．

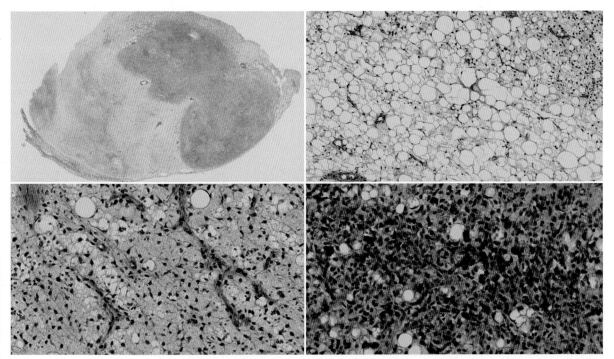

図 9. Myxoid liposarcoma

結節状病変で色調の明るい部位と両染性にみえる部位がみられる(a). 明るい部位では単房性の成熟した脂肪細胞の増加が目立つ(b). 両染性にみえる部位では,粘液の沈着と繊細な毛細血管網を背景に小型の短紡錘形細胞が増加し,単空胞性や二空胞性,多空胞性の脂肪芽細胞を混在する(c). d は別症例で,細胞密度の高い部位(round cell area)を示す.

a	b
c	d

entiated liposarcoma の可能性がある[10].

＜病理組織像＞

ALT の成分とともに高悪性度肉腫(稀に低悪性度)の病変があり,両者の境界は明瞭であることが多い.免疫染色では,MDM2,CDK4 の両者が陽性.FISH 法で *MDM2* の増幅がある.

2.Myxoid liposarcoma

脂肪肉腫の 20～30％ を占める病型で,若年から中年に好発し,性差はない.四肢深部(大腿筋肉内など)や後腹膜に好発する.しばしば局所再発し,遠隔転移も 30～60％ と報告されており,軟部や骨,肺などにみられる.予後不良因子として,細胞密度の高い部位(round cell area)が 5％ を超える,壊死がみられる,*TP53* や *CDKN2A* の変異があることなどがある.以前は細胞密度が高い部位が目立つ症例は,round cell liposarcoma と呼ばれたが,現在はこの名称は使われない.t(12;16)(q13;p11),*FUS-DDIT3(CHOP)* の転座がほとんどの症例でみられ(90～95％),少数の例で *DDIT3-*

EWSR1 の転座がみられる.

＜病理組織像＞(図 9)

境界は明瞭なことが多く,多量の粘液基質を背景に多結節性の増殖を示す.繊細な分枝する血管網(chicken-wire 状と呼ばれる)が特徴的で,異型性の少ない小型の短紡錘形や星型の脂肪滴を持たない腫瘍細胞が増加する.単空胞性や二空胞性,多空胞性の脂肪芽細胞がしばしばみられるが,これらは診断に必須ではない.核分裂像は稀である.定型例では HE 染色標本のみで診断可能であるが,診断に迷いがある場合は FISH 法などで転座を確認することが診断に有用である.

3.Pleomorphic liposarcoma

多形性肉腫で,多形性の強い脂肪芽細胞を多数含むが,ALT の部位を伴わない.深部発生が多いが,皮膚や皮下の症例は 1/4 程度にみられる.急速に増大する腫瘍で,四肢に多く,体幹や頭頸部にもみられる[11].Gardner らの報告では 24 例中 5 例で再発があったが,遠隔転移や腫瘍死はなく,

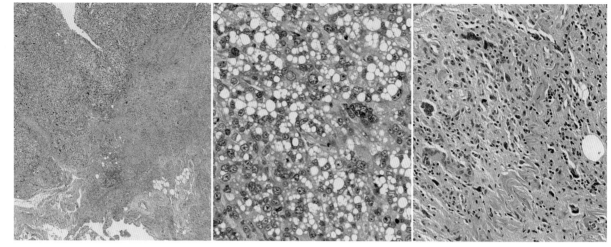

a｜b｜c

図 10. Pleomorphic liposarcoma
異型性の強い腫瘍細胞の増殖があり(a)，多空胞状の細胞質と異型性のある核を持った
脂肪芽細胞が増加している(b)．脂肪芽細胞の目立たない部位もある(c)．

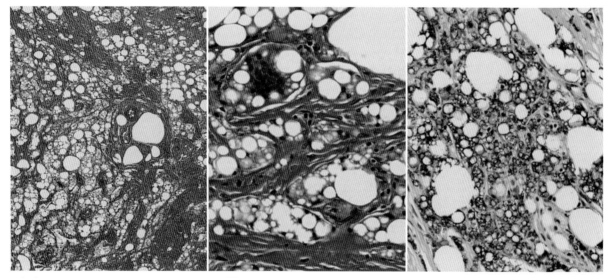

a｜b｜c

図 11. Sclerosing lipogranuloma
40 年前にシリコーンを注入された部位の sclerosing lipogranuloma で，多空胞状の lipid-laden
macrophages が脂肪芽細胞に類似する(a，b)．これらは CD68 に陽性である(c)．

皮膚や皮下脂肪組織に発生した症例は深部発生例に比べると予後がよい可能性がある[12]．遺伝子的には，複数の染色体のコピー数異常や構造異常，*TP53* 変異などがみられるが，*MDM2* の増幅はない．

＜病理組織像＞(図 10)
　未分化多形性肉腫様の腫瘍細胞の増殖を背景に，種々の程度に異型性の明瞭な脂肪芽細胞が増加する．

【鑑別疾患】Sclerosing lipogranuloma(図 11)
　パラフィンやワセリン，シリコーンなどの油性異物注入による異物肉芽腫で，病理組織像では，lipid-laden macrophages が脂肪芽細胞に類似するため，多形型脂肪肉腫が鑑別になることがある．この疾患では，油性成分による類円形の空胞構造が散在(Swiss cheese pattern)し，線維化を伴うこと，lipid-laden macrophages には異型性が乏しいこと，背景の細胞に異型性がないこと，CD68 が陽性となること，などが鑑別点となる．

文　献

1) WHO Classification of Tumours Editorial Board：WHO classification of tumours・5th ed, Soft tissue and Bone Tumours, IARC, Lyon, 2020.

2) Elder DE, Massi D, Scolyer R, et al：WHO Classification of Skin Tumours 4th ed, IARC, Lyon, 2018.

3) Abdul-Ghafar J, Ahmad Z, Tariq Mu, et al：Lipoblastoma：a clinicopathologic review of 23 cases from a major tertiary care center plus detailed review of literature. *BMC Res Notes*, **11**：42-47, 2018.

4) Hofvander J, Arbajian E, Stenkula KG, et al：Frequent low-level mutations of protein kinase D2 in angiolipoma. *J Pathol*, **241**：578-582, 2017.

5) Saggini A, Santonja C, Najera L, et al：Frequent activating PIK3CA mutations in sporadic angiolipoma. *J Cutan Pathol*, doi：10.1111/cup.13809, 2020.(Online ahead of print)

6) Billings SD, Folpe AL：Diagnostically challenging spindle cell lipomas：a report of 34"low-fat"and"fat-free"variants. *Am J Dermatopathol*, **29**：437-442, 2007.

7) Mariño-Enriquez A, Nascimento AF, Ligon AH, et al：Atypical Spindle Cell Lipomatous Tumor：Clinicopathologic Characterization of 232 Cases Demonstrating a Morphologic Spectrum. *Am J Surg Pathol*, **41**：234-244, 2017.

8) Agaimy A：Anisometric cell lipoma：Insight from a case series and review of the literature on adipocytic neoplasms in survivors of retinoblastoma suggest a role for RB1 loss and possible relationship to fat-predominant("fat-only") spindle cell lipoma. *Ann Diagn Pathol*, **29**：52-56, 2017.

9) Michal M, Agaimy A, Contreras AL, et al：Dysplastic Lipoma：A Distinctive Atypical Lipomatous Neoplasm With Anisocytosis, Focal Nuclear Atypia, p53 Overexpression, and a Lack of *MDM2* Gene Amplification by FISH：A Report of 66 Cases Demonstrating Occasional Multifocality and a Rare Association With Retinoblastoma. *Am J Surg Pathol*, **42**：1530-1540, 2018.

10) Le Guellec S, Chibon F, Ouali M, et al：Are peripheral purely undifferentiated pleomorphic sarcomas with MDM2 amplification dedifferentiated liposarcomas? *Am J Surg Pathol*, **38**：293-304, 2014.

11) Gebhard S, Coindre JM, Michels JJ, et al：Pleomorphic liposarcoma：clinicopathologic, immunohistochemical, and follow-up analysis of 63 cases：a study from the French Federation of Cancer Centers Sarcoma Group. *Am J Surg Pathol*, **26**：601-616, 2002.

12) Gardner JM, Dandekar M, Thomas D, et al：Cutaneous and subcutaneous pleomorphic liposarcoma：a clinicopathologic study of 29 cases with evaluation of MDM2 gene amplification in 26. *Am J Surg Pathol*, **36**：1047-1051, 2012.

MB Derma, 306：17-26, 2021.

◆特集／これだけは知っておきたい 軟部腫瘍診断

Fibroblastic/myofibroblastic tumors 其の①
(benign〜intermediate)

光井康博*

Key words：線維芽細胞・筋線維芽細胞性腫瘍(fibroblastic and myofibroblastic tumors)，結節性筋膜炎(nodular fasciitis)，弾性線維腫(elastofibroma)，手掌/足底線維腫症(palmar/plantar fibromatosis)，デスモイド型線維腫症(desmoid-type fibromatosis)

Abstract 2020 年に改訂された軟部腫瘍の WHO 分類に従って，fibroblastic and myofibroblastic tumor(線維芽細胞・筋線維芽細胞性腫瘍)の benign(良性)，intermediate(locally aggressive)(中間群(局所侵襲性))に分類される腫瘍について，皮膚科医の遭遇する可能性が高い疾患を中心に解説する．正確な診断のためには，各疾患の年齢，性別，部位，経過などの臨床像と細胞形態，配列，基質成分，腫瘍の深さなどの病理組織像を合わせて把握することが重要である．

はじめに

2020 年に改訂された軟部腫瘍の WHO 分類に従って，fibroblastic and myofibroblastic tumors の benign，intermediate(locally aggressive)に分類される腫瘍について，代表的なものを解説する．年齢，性別，部位，経過などの臨床像と細胞形態，配列，基質成分，腫瘍の深さなどの病理組織像を合わせて，総合的に判断することが重要である．

Nodular fasciitis(図 1)[1]2)

若年成人から中年の前腕，上腕に好発する．外傷などが誘因となり，1〜2 週間で急速に増大する．圧痛や自発痛を伴い，2〜3 cm 程度の皮下結節であることが多い．自然治癒傾向を示す．切除後の再発は通常ない．

* Yasuhiro MITSUI, 〒634-8522 橿原市四条町 840 奈良県立医科大学皮膚科学教室

＜病理組織像＞

皮下脂肪組織内の結節性病変であることが多い．被膜はない．核の腫大した紡錘形細胞が束状，花むしろ状，種々の方向に配列する．核分裂像がみられるが，核異型性はない．赤血球の血管外漏出を伴う．ときに多核巨細胞を認める．早期病変では粘液質の背景を呈し，tissue culture-like appearance(組織培養状形態)や feathery appearance(羽毛状形態)と呼ばれる像をとる．時間が経過すると，膠原線維が増加する．紡錘形細胞は α-smooth muscle actin(SMA)陽性で筋線維芽細胞の性格を持つ．

＜鑑別疾患＞

結節性筋膜炎と病理組織診断された症例で，臨床的に大型の腫瘤を呈する例や切除後に再発した例では，結節性筋膜炎ではない可能性が考慮される．Myxofibrosarcoma, leiomyosarcoma, desmoid fibromatosis などが鑑別疾患に挙げられる．

＜分子遺伝学的検査＞

診断に分子遺伝学的検査は通常必要ないが，

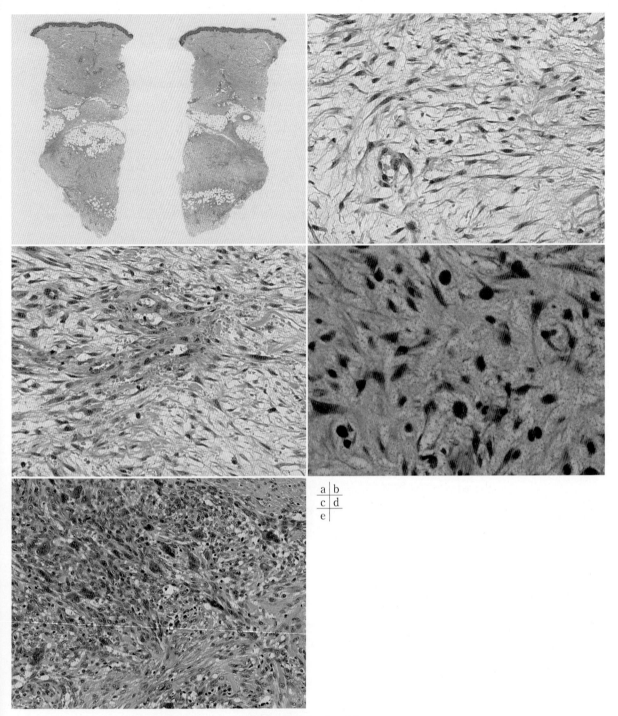

図 1. Nodular fasciitis
a～c：粘液沈着が目立つ例．皮下脂肪組織に結節性病変を認め，粘液が沈着し
　細胞質が明瞭になっている．赤血球の漏出が目立つ．
d：紡錘形細胞は核分裂像があるが，核異型性は乏しい．
e：ときに多核巨細胞がみられる．

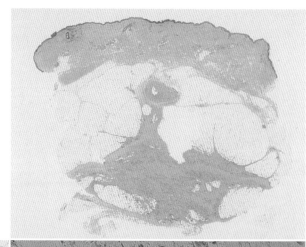

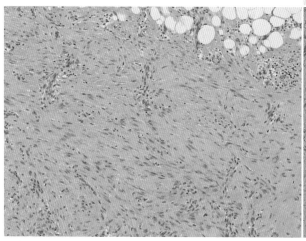
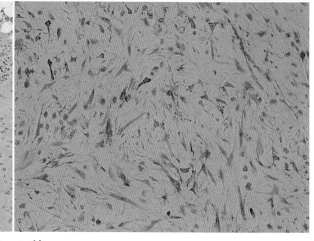

f	
g	h

図 1. つづき
f，g：粘液沈着が目立たない例．皮下脂肪組織下層で膠原線維が増加している．
h：紡錘形細胞は α-smooth muscle actin 陽性である．

MYH9-USP6 融合遺伝子が検出される[3]．

Elastofibroma（図 2）[1]

中高年の背部，主に肩甲骨下部と胸壁の間に発生する良性腫瘍．通常片側性．女性に多い．腫瘍径は 2～15 cm 程度である．特徴的な発生部位に加え，CT や MRI などの画像検査が診断に有用である．

＜病理組織像＞
病変内は，細胞成分の乏しい線維組織と成熟脂肪組織が混在する．束状の膠原線維のなかに，染色性の異なる屈曲した数珠状，小球状構造がある．Elastica van Gieson（EVG）染色で黒褐色に染色され，変性した弾性線維と確認できる．

Fibrous hamartoma of infancy[1)4)]

2 歳未満の男児の腋窩，体幹，上肢，鼠径部に好発する良性腫瘍．15～25％ は先天性である．

＜病理組織像＞
3 つの成分から構成される．① 束状の線維性結合組織，② 小型の円形から短紡錘形細胞が粘液の沈着を伴って結節状に分布する部位，③ 成熟脂肪組織が混在するが，3 成分の割合は症例により異なる．

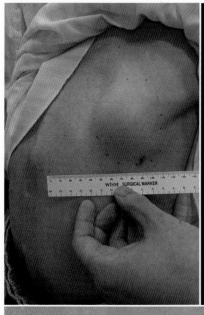
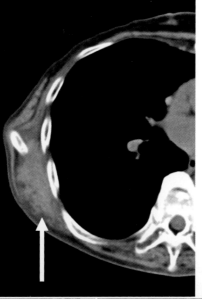

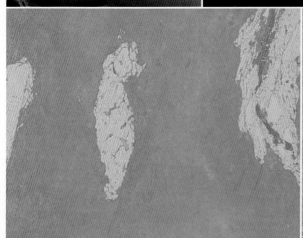
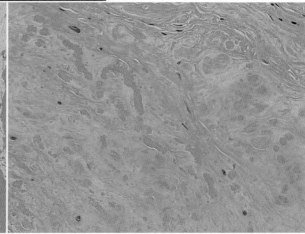

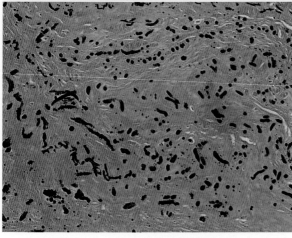

a	b	
c	d	
e		

図 2.
Elastofibroma
- a：肩甲骨部の腫瘤
- b：単純 CT．肩甲骨と肋骨に挟まれて，筋肉と同程度の吸収値を呈する凸レンズ形の腫瘤を認める（白矢印）．
- c：細胞成分の乏しい線維組織と成熟脂肪組織が混じる．
- d：線維組織中に，染色性の異なる弾性線維が混在する．
- e：Elastica van Gieson（EVG）染色．弾性線維は，小球状，数珠状であり，辺縁は鋸歯状である．

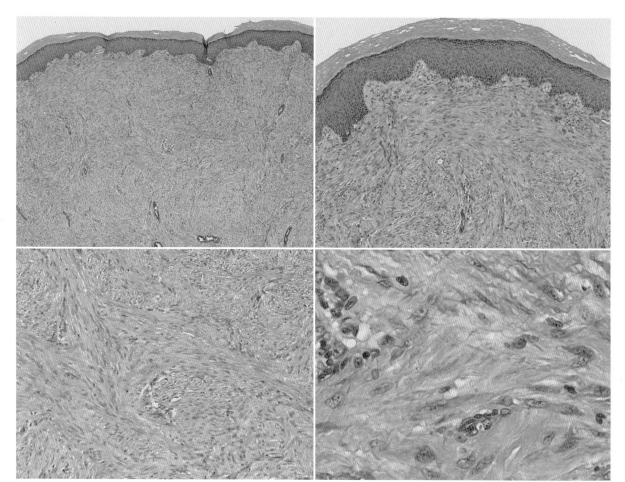

a	b
c	d

図 3. Inclusion body fibromatosis
（京都大学病理診断科　藤本正数先生のご厚意による）
a：真皮内の病変
b：表皮に接するように，紡錘形細胞が束状に増殖する．
　　角層は厚い（acral skin）．
c：紡錘形細胞は交錯した束状に走行する．
d：好酸性の円形封入体がみられる．

Inclusion body fibromatosis（Infantile digital fibroma/fibromatosis）（図 3）[1)4)]

　乳幼児の指趾に好発する良性腫瘍．2 cm までの表面平滑な紅色結節である．

　＜病理組織像＞

　真皮内に，細長い紡錘形の核をもつ細胞が束状に交錯して増殖する．核周囲の細胞質内に好酸性の円形封入体がみられる．封入体は，Masson-Trichrome 染色で赤く染まる．

Fibroma of tendon sheath（図 4）[1)5)]

　成人の手指の腱鞘周囲に発生する良性腫瘍．緩徐に増大する，3 cm までの硬い結節である．

　＜病理組織像＞

　腱や腱鞘に付着する境界明瞭な結節性病変で，線維成分からなる．細胞成分は少なく，紡錘形，多角形，星形の腫瘍細胞が散在する．多核の細胞もみられる．スリット状の血管が介在する．

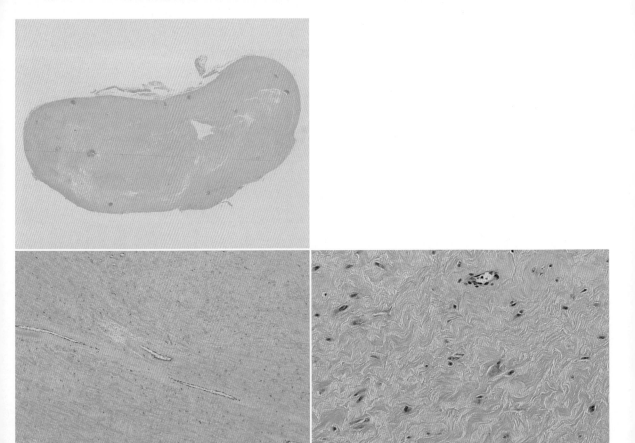

図 4. Fibroma of tendon sheath

a：境界明瞭な結節性病変で，細胞成分は乏しい.
b：線維性病変内にスリット状の血管がある.
c：紡錘形，星形の細胞が散在している.

	a
b	c

Nuchal-type fibroma（図 5）[1)6)]

成人の項部に好発する良性腫瘍．項部以外（上背部，顔，四肢など）にも発生するため，nuchal-type fibroma といわれる．項部の病変は項部以外の病変よりも小さい傾向がある（直径の平均：4 cm vs 6 cm）．糖尿病との関連が指摘されている．

＜病理組織像＞

真皮から皮下脂肪組織にかけて周囲との境界不明瞭な結節性病変で，厚い膠原線維から構成される．線維芽細胞は乏しい．外傷性神経腫に似た末梢神経が増加する像がみられることがある．

（Superficial）acral fibromyxoma（図 6）[1)7)]

成人（中年）の手指，足趾の爪囲，爪下に好発する良性腫瘍．通常，有痛性の 1〜2 cm 程度の結節である．爪甲の変形や損傷を伴う．外科的切除は不完全となることが多く，約 2 割が局所再発する．

＜病理組織像＞

真皮から皮下脂肪組織にかけて結節性の病変を形成する．病変内は，粘液貯留と膠原線維の増加が種々の程度に混じる．紡錘形や星芒状の核を持つ細胞が束状，花むしろ状に配列する．肥満細胞が浸潤する．粘液が貯留する部位で，小血管の増

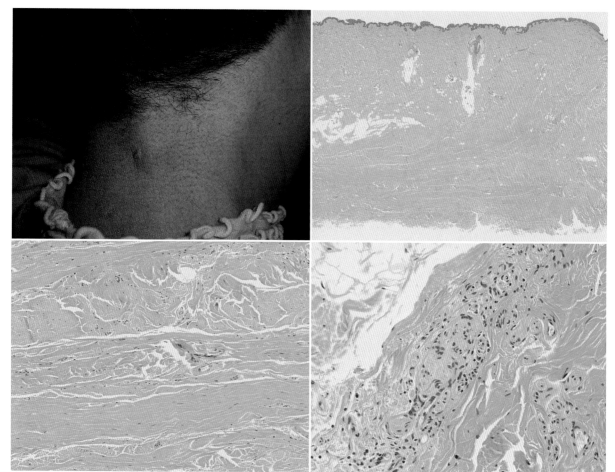

図 5. Nuchal-type fibroma

a：項部に結節を認める.
b：真皮から皮下脂肪組織にかけて皮下脂肪組織を置き換えるように線維性
　病変がある.
c：成熟した膠原線維が増加し，膠原線維間にはひび割れのような隙間がある
　（cracking artifacts）．線維芽細胞の増加は目立たない.
d：末梢神経が増加している.

加が目立つ．腫瘍細胞の細胞質は CD34 陽性である.

Palmar/plantar fibromatosis（図 7）[1]

　成人の手掌・足底の腱膜に生じ，硬い索状物として触知される．それぞれ，Dupuytren 拘縮，Ledderhose 病ともいわれる．手掌では，進行すると屈曲拘縮をきたす．手掌では 50%，足底では 35% が両側性である．Intermediate(locally aggressive) に分類されるが，臨床上は良性の経過をとる.

＜病理組織像＞

　腱膜と連続した結節性病変を形成する．異型性に乏しい紡錘形細胞が束状に増殖し，膠原線維の増加を伴う．時間が経過すると，細胞密度は低下し，線維化が目立つようになる.

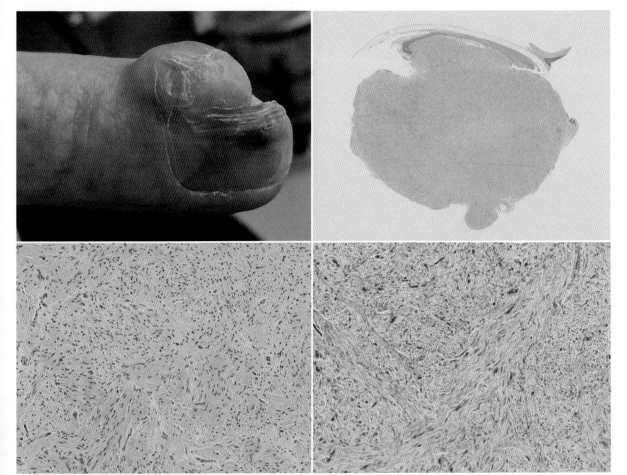

図 6. Superficial acral fibromyxoma

a｜b
c｜d

a：手指に結節が生じ，爪甲の一部が脱落している．
b：爪甲が含まれる標本で，真皮内に結節性の病変がある．
c：膠原線維の増加する部分と粘液が沈着する部分が混じり，
　　紡錘形の核を持つ細胞が束状，花むしろ状に配列する．
d：腫瘍細胞は CD34 陽性である．

Desmoid fibromatosis
(Desmoid-type fibromatosis)（図 8）[1)8)]

　四肢，後腹膜，腹腔，腹壁，胸壁の筋肉内に発生し，周囲の軟部組織に浸潤性に増殖する．若年成人に多い．Intermediate（locally aggressive）に分類される．

＜病理組織像＞

　深在性の境界不明瞭な線維性腫瘍である．辺縁では，腫瘍が変性した骨格筋を取り囲む．異型性の乏しい紡錘形細胞が長い束状に増殖する．壁の薄い血管がスリット状，鹿角状に開き，血管周囲の浮腫を伴う．星芒状の細胞がみられることもある．β-catenin が核に発現する．

さいごに

　本稿で取り扱わなかった稀な腫瘍については，成書を参照されたい．

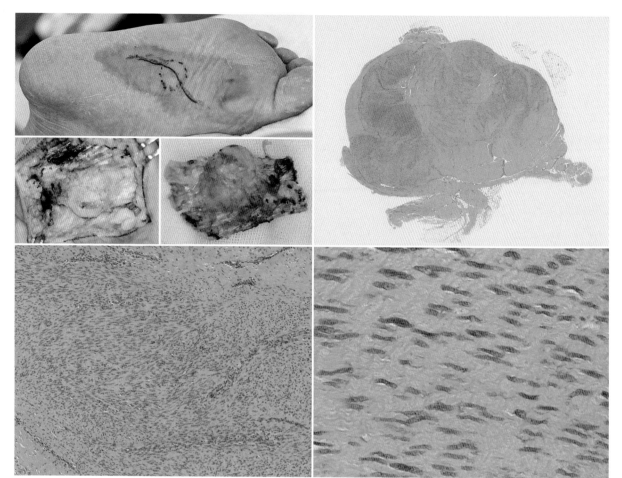

図 7. Plantar fibromatosis

<table>
<tr><td>a</td><td rowspan="3">d</td></tr>
<tr><td>b</td><td>c</td></tr>
<tr><td>e</td><td>f</td></tr>
</table>

a：足底の結節(点線)と切開線(実線)
b：術中写真
c：腫瘍と近傍の腱膜を一塊に切除された.
d：腱膜とそれに連続した結節性病変を認める.
e：均一な紡錘形細胞が束状に増殖している.
f：腫瘍細胞は,引き伸ばされた核を有する.線維性間質はwavyになっている.

文　献

1) WHO Classification of Tumours Editorial Board (eds)：Soft Tissue and Bone Tumours, 5th Edition IARC PRESS, Lyon, pp. 49-99, 2020.

2) 久岡正典：結節状筋膜炎と fasciitis-like lesion. 癌診療指針のための病理診断プラクティス 骨・軟部腫瘍(青笹克之ほか編), 中山書店, pp. 204-220, 2013.

3) Erickson-Johnson MR, Chou MM, Evers BR, et al：Nodular fasciitis novel model of transient neoplasia induced by *MYH9-USP6* gene fusions. *Lab Invest*, **91**：1427-1433, 2011.

4) 藤本正数, 村田晋一：間葉系腫瘍 線維性・線維組織球性腫瘍. 癌診療指針のための病理診断プラクティス 皮膚腫瘍(青笹克之ほか編), 中山書店, pp. 191-210, 2017.

5) 木村鉄宣, 廣瀬隆則：腱鞘線維腫 Fibroma of tendon sheath. 皮膚軟部腫瘍アトラス, 学研メディカル秀潤社, p. 90, 2009.

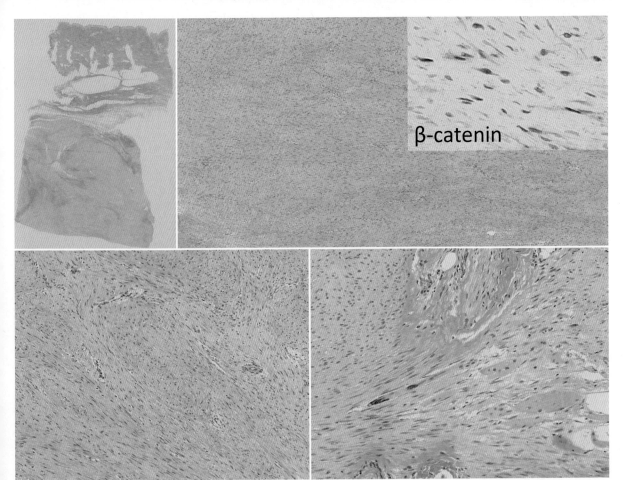

β-catenin

図 8. Desmoid-type fibromatosis

a｜b
c｜d

a：深在性の線維性病変を認める．
b：紡錘形細胞が長い束状に増殖する．β-catenin が核に発現する(inset)．
c：血管周囲が淡くなり，血管の構造が目立つ(pop out)．
d：骨格筋へ浸潤する像がみられる．

6) Calonje E, Lazar AJ, Luzar B：Nuchal fibroma. Diagnostic atlas of cutaneous mesenchymal neoplasia, Elsevier, Amsterdam, pp. 84-85, 2020.

7) Requena L, Kutzner H：Superficial acral fibromyxoma. Cutaneous soft tissue tumors, Wolters Kluwer, Philadelphia, pp. 91-93, 2015.

8) Hornick JL：Deep fibromatosis(Desmoid Fibromatosis). Practical soft tissue pathology：A diagnostic approach, 2nd ed, Elsevier, Amsterdam, pp. 47-50, 2019.

違法な「自炊」私はしない！

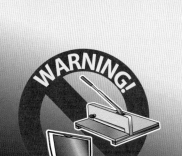

これは違法となる可能性があります！

- ●「自炊」データを複数の友人と共有する．
- ●「自炊」を代行業者に依頼する．
- ● 業務に使うために本を「自炊」する．

これは著作権侵害です！

- ●「自炊」データをウェブにアップロードし，誰でも使用できるようにする．
- ●「自炊」データを販売する．

本を裁断し，スキャナを使って電子化する「自炊」が広まっています．
しかし，著作権法に定められたルールを守らない「自炊」は，著作権侵害であり，
刑事罰の対象となることもあるので，十分な注意が必要です．

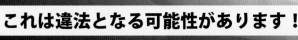

特定非営利活動法人 日本医学図書館協会／一般社団法人 日本医書出版協会

足爪治療 マスターBOOK

新刊

編集
- 高山かおる　埼玉県済生会川口総合病院皮膚科 主任部長
- 齋藤　昌孝　慶應義塾大学医学部皮膚科 専任講師
- 山口　健一　爪と皮膚の診療所 形成外科・皮膚科 院長

2020 年 12 月発行　B5 判　オールカラー
232 頁　定価 6,600 円（本体 6,000 円＋税）

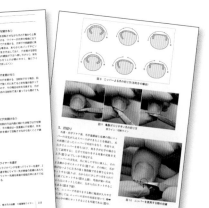

足爪の解剖から診方、手技、治療に使用する器具までを徹底的に解説！

種類の多い巻き爪・陥入爪治療の手技は、巻き爪：8 手技、陥入爪：7 手技を Step by Step のコマ送り形式で詳細に解説しました。

3 名の編者が語り尽くした足爪座談会と、「肥厚爪の削り方」の手技の解説動画も収録！

初学者・熟練者問わず、医師、看護師、介護職、セラピスト、ネイリストなど、フットケアにかかわるすべての方に役立つ 1 冊です！

全日本病院出版会　〒113-0033 東京都文京区本郷 3-16-4　Tel:03-5689-5989
www.zenniti.com　Fax:03-5689-8030

MB Derma, 306：29-37, 2021.

◆特集／これだけは知っておきたい 軟部腫瘍診断

Fibroblastic/myofibroblastic tumor 其の②
（intermediate～malignant）

多田豊曠[*1]　立山　尚[*2]　土田　孝[*3]

Key words：線維芽細胞（fibroblast），筋線維芽細胞（myofibroblast），細胞異型（cellular atypia），多形性（pleomorphism），癒合遺伝子（fusion gene），分化（differentiation）

Abstract　軟部腫瘍の腫瘍名は，起源細胞ではなく，形成された腫瘍細胞と「正常の胎児期・生後の細胞」の形質の相同性に基づく命名を原則とするが，本稿の主題の fibroblastic/myofibroblastic tumor にしても，線維芽細胞，筋線維芽細胞，平滑筋細胞の属性の完全な識別・理解はしばしば難しい．軟部腫瘍は通常, benign, intermediate（locally aggressive），intermediate（rarely metastasizing），malignant の4種類に分類される．Intermediate でも局所再発を繰り返すと異型度・悪性度が増す場合がある．WHO 軟部腫瘍分類の「fibroblastic/myofibroblastic tumor」における「intermediate～malignant」は20種類弱であるが，本稿では8腫瘍に絞って記述した.

はじめに

　軟部腫瘍の病理学的分類は，国際的に WHO 軟部腫瘍分類が主流で，ほとんどの軟部腫瘍が収載されている．「Fibroblastic/myofibroblastic tumours」に関しては，WHO 皮膚腫瘍分類に割り当てられた皮膚固有の10種類弱を含めれば，良性から悪性まで合計50種類を超える．このうち，本稿のテーマである「intermediate と malignant」に分類される fibroblastic/myofibroblastic tumors は20種類弱であるが，ここでは8腫瘍に絞って記述する．

Solitary fibrous tumor（SFT）

1．概　論

WHO 軟部腫瘍分類第5版（2019年）（以下，

[*1] Toyohiro TADA, 〒442-8561 豊川市八幡町野路23　豊川市民病院病理診断科
[*2] Hisashi TATEYAMA, 春日井市民病院病理診断科
[*3] Takashi TSUCHIDA, 浜松医科大学医学部附属病院病理診断科, 助教

WHO 分類と略記）では，前版より記載事項が少し複雑化し，SFT, benign が（benign と称せられながらも）intermediate（locally aggressive），SFT NOS が intermediate（rarely metastasizing），SFT, malignant が malignant に分類された[1]．SFT がもともと benign とは認識されてこなかった歴史的経過を反映している．

　ほぼ全身にわたってあらゆる臓器に発生し得る線維芽細胞性腫瘍で，老人に多い[2][3]．かつて hemangiopericytoma（HPC）と呼ばれたほとんどの腫瘍は「血管周皮細胞（pericyte）」の形質を示さないため，sinonasal HPC と infantile HPC を除いて HPC の腫瘍名は廃止され，SFT へ変更・統合された．軟部組織では皮下組織，後腹膜，腹腔，縦隔に好発する．遺伝子変異として *NBA2-STAT6* 癒合遺伝子が知られており，免疫染色の STAT6 はそのサロゲートマーカーである．

2．病理学的所見

　腫瘍細胞は紡錘形や類円形で，異型性に乏しくほぼ均一な大きさを示し，細胞質が狭いことが多い．核分裂像は乏しい．1つの腫瘍内でも部位によって細胞の密度や配列などの組織パターンの異

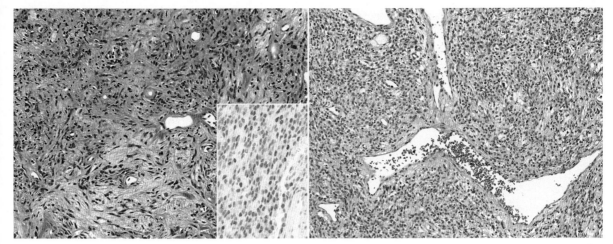

図 1. Solitary fibrous tumor

a｜b

a：紡錘形細胞が間質の間をランダムに分布する．間質は膠原線維が豊富な部が多いが，軽度に
ミキソイドな部もある．血管壁の硝子化もある．Inset：STAT6 が腫瘍細胞核に陽性
b：「鹿の角」様に分岐曲折する血管と密な細胞増殖

なる所見が混在する．眼窩の SFT には多核巨細
胞をみることがある．

特徴的な組織学的パターンは「patternless pat-
tern」と「HPC 様パターン」である．「Patternless
pattern」とは，多数の硝子化した厚い膠原線維の
束の間に腫瘍細胞が特定の配列を示すことなくラ
ンダムかつ不均等に分布する組織所見を指す表現
である（図 1-a）．「HPC 様パターン」は，拡張し
た血管が「鹿の角様（staghorn-like）」と表現される
不規則な分岐を示して分布するパターンで，その
血管周辺や血管間に腫瘍細胞がしばしば富細胞性
に存在する（図 1-b）．これらの特徴的な組織構造
のほかに，腫瘍細胞が束状や渦巻き状，花筵状に
配列する部分，あるいは血管が目立たない富細胞
性領域，粘液腫状の部分などがある．また，小血
管が比較的豊富で，その血管壁が厚く硝子化（数
的に目立つこともある）を示す所見もよくみられ
る（図 1-a）．血管壁硝子化と連続する間質の硝子
化膠原線維増加を認めることもある．間質硝子化
が強く腫瘍細胞分布が疎らな部分もある．ケロイ
ド型の膠原線維が目立つこともある．成熟脂肪細
胞が（多数あるいは少数）混在する SFT（fat-form-
ing SFT）もある[4]．

もともと「benign ではない」とされてきた SFT
の悪性化（悪性 SFT）[5]の具体的指標として，腫瘍

細胞の核分裂頻度（5/10 HPFs を超える），細胞の
高密度化，腫瘍サイズ（5 cm 以上），年齢（55 歳以
上），壊死の存在などが挙げられているが，通常，
最も重要な指標は核分裂の頻度である．脱分化型
SFT も知られている．

免疫組織化学的に STAT6 が腫瘍細胞の核に陽
性（図 1-a-inset）であることを確認することが
SFT の確定診断に必須である．通常 CD34 もびま
ん性強陽性である．これらは悪性 SFT では減弱
あるいは陰性化し，脱分化型 SFT では陰性化す
る．

Low-grade fibromyxoid sarcoma (LGFMS, Evans tumor)

1．概　論

WHO 分類：malignant

1987 年に Evans によって記載された腫瘍[6]．主
に若年成人に発生．四肢近位部および躯幹に好発
し，筋膜あるいは筋膜以深の軟部組織に発生す
る．腹腔，後腹膜，縦隔，皮下組織の発生もある．
小児では皮下組織発生が多い．サイズは様々．
LGFMS は細胞異型が目立たない組織学的所見に
もかかわらず，30％以上の症例が最終的に転移し，
10〜30 年にわたる致死的な臨床経過をたどる．腫
瘍転移はしばしば摘出術後長期間を経て現れる．

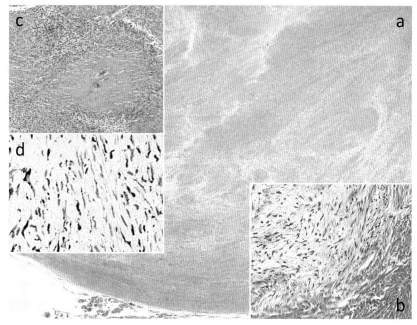

図 2．Low-grade fibromyxoid sarcoma
a：膠原線維が豊富な部とミキソイドな部が交互に分布する．
b：膠原線維が豊富な部とミキソイドな部の移行が比較的明瞭な部．
　紡錘形細胞は細胞異型をほとんど示さない．
c：硝子化膠原線維巣が円形～類円形の細胞によって囲まれる大型の
　ロゼット様構造
d：腫瘍細胞は MUC4 陽性

また，しばしば再発を重ねるが，その度に腫瘍細胞の密度が増し，ときに脱分化する．Sclerosing epithelioid fibrosarcoma（別項に記載）への移行（transformation）がみられることもある．*FUS-CREB3L2* あるいは *FUS-CREB3L1* 融合遺伝子を有する．

2．病理学的所見

極めて特徴の乏しい均一な線維芽細胞（様細胞）からなる紡錘形細胞腫瘍である．ほとんどの症例は，細胞の異型/多形性が乏しく，核分裂像も少ない（例外もある）．膠原線維束が目立つ部と粘液の豊富なミキソイドな部が交互に現れる特徴を示す（図2-a）．両者の移行はしばしば急峻である（図2-b）．紡錘形細胞が束状ないし渦巻き状パターンで増殖することが多い．円弧状の繊細な「壁が薄い」血管がミキソイド基質内にみられるが，膠原線維性部分には少ない．

上記の所見のほかに，症例によってはやや広い硝子化膠原線維巣が円形ないし卵円形細胞の層によって取り囲まれる「大型のロゼット様構造」を認めることがある（図2-c）．これは以前 hyalinizing spindle cell tumor with giant rosettes と呼ばれたが，現在は LGHMS の亜型とされている[7]．

免疫組織化学的に腫瘍細胞はびまん性に MUC4 陽性（図2-d）である（LGFMS に対する特異性と感受性が極めて高く診断に欠かせない）．80％症例で部分的に EMA 陽性がみられる．

Sclerosing epithelioid fibrosarcoma

1．概　論

WHO 分類：malignant

線維芽細胞性悪性腫瘍であり，成人（平均45歳，性差なし）の深軟部（特に下肢，腰帯）に好発する 5～10 cm 大の腫瘍．

初診段階で遠隔転移を有する症例もあり，術後でも 30～50％の症例は局所再発が，50％以上が遠隔転移する．

形態学的および分子生物学的に，前述の

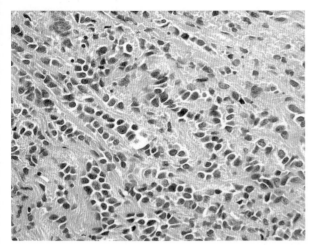

図 3. Sclerosing epithelioid fibrosarcoma
太い好酸性硝子化線維が上皮様の腫瘍細胞索/小胞巣を囲む.

LGFMS と密接に関連する症例が存在する. 分子生物学的に, 多くの症例が *EWS1-CREB3L1* 癒合遺伝子を, 少数例は *EWS1-CREB3L2* の癒合遺伝子を持つ. しかし SEF と LGFMS との hybrid tumor は *FUS-CREB3L2* 癒合遺伝子を持つ[8)9)].

2. 病理学的所見

境界明瞭な分葉状腫瘍であるが, 周辺組織へ浸潤することがしばしばあり, 骨膜や骨への浸潤もあり得る.

上皮様あるいは淡明な胞体と類円形で異型性の乏しい核を持つ線維芽細胞が連なって索状/連鎖状あるいは小胞巣性に増殖し, これらの腫瘍細胞を太く密な好酸性硝子様間質線維(一見 osteoid 様でもある)が取り囲む(図3). 核分裂像は僅少. 細胞が少ない硝子化領域(硬化巣)や, 富細胞性領域(紡錘形細胞が束状に増殖し adult fibrosarcoma に類似する所見を含む)が存在することもある. Low-grade fibromyxoid sarcoma が混在する症例もある.

免疫組織化学的に MUC4 は大半の症例で陽性を示す. 半数程度までの症例で, 腫瘍細胞が種々の程度に EMA も陽性である.

鑑別診断として, 上皮様や淡明な腫瘍細胞が構成要素である20種類を超える上皮性あるいは非上皮性の多くの腫瘍が挙げられるが, MUC4 免疫染色が鑑別に役立つ.

Low-grade myofibroblastic sarcoma (myofibroblastic sarcoma, myofibrosarcoma)

1. 概 論

WHO 分類：intermediate(rarely metastasizing)

中壮年成人に発生し緩慢に増殖する筋線維芽細胞への分化を示す腫瘍である. しばしば fibromatosis に類似する所見を示す. 頭頸部の皮下あるいは深部軟部組織に好発する. しばしば局所再発するが転移はほとんどない.

2. 病理学的所見

肉眼的に境界明瞭だが, 組織学的には浸潤性増殖があり境界不明瞭な腫瘍である. 腫瘍細胞は短紡錘形で形状は比較的均等, 淡好酸性細線維状の豊富な胞体を有し細胞の境界は不明瞭である(図4). 核はときどき核小体が目立つ軽度～中等度(ときに高度～多形性)の細胞異型を示す. 核分裂像は少ない(1～5/10 HPFs). 筋線維芽細胞性細胞が長い束状をなしてびまん性に浸潤性増殖するが, ときには花筵状を示す. なお, 部分的には核が腫大し異型性の増加と核分裂の軽度増加を示すことに注意が必要. 骨格筋層内の骨格筋細胞間を分け入るように浸潤することもある. 多くの例は間質膠原線維が目立たないが, 線維化が部分的に強く硝子化を示す症例もある[10)].

免疫染色では, 少なくとも部分的には SMA あるいは desmin が陽性(図4-inset)である. Calponin 陽性のこともある. h-caldesmon, myogenin, S-100 蛋白, CD34, EMA, keratin は陰性である.

Myxoinflammatory fibroblastic sarcoma(MIFS)

1. 概 論

WHO 分類：intermediate(locally aggressive)

線維芽細胞性腫瘍で緩慢な増殖を示し, 周辺組織へ浸潤する局所侵襲性腫瘍である. 中年成人に好発する. 腫瘍サイズは3cm前後. 四肢遠位部背側(2/3の症例は手・手指・手根の上肢, 1/3が

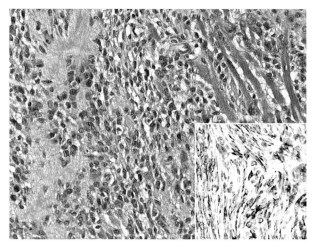

図 4. Low-grade myofibroblastic sarcoma
比較的均等な短紡錘形の淡好酸性腫瘍細胞が浸潤性に
増殖する．右に骨格筋層への浸潤がある．
Inset：腫瘍細胞が desmin 陽性を示す．

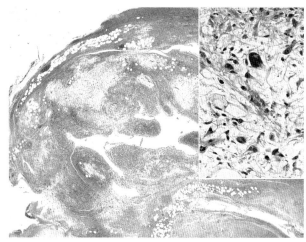

図 5. Myxoinflammatory fibroblastic sarcoma
ミキソイド病巣と硝子様の病巣が混在する．
Inset：ミキソイドな基質を背景に不整大型の奇怪な
（bizarre-appearing）核を持つ異型腫瘍細胞が認められる．

足・足首などの下肢）に好発する．四肢近位部，躯
幹の発生もある．繰り返す再発例が報告されてい
る．遺伝子検索で，MIFS の 1/3 の症例で *BRAF*
関連遺伝子異常があるというが詳細は不明であ
り，診断には適用できない．MIFS と hemosid-
erotic fibrolipomatous tumor（HFLT）との関連を
示唆する向きもあるが否定的な見解もある[11]．

2．病理学的所見

肉眼的に境界明瞭で多結節性の破砕性・脆弱な
淡白色の腫瘤．組織学的には浸潤性で，ミキソイ
ド，炎症性，硝子化の病巣が混在する（図5）．炎
症性部位が優勢であり，低倍率視野では炎症性あ
るいは感染性の組織像を示す．小リンパ球，好酸
球，好中球，組織球/マクロファージなどの炎症性
細胞が種々の程度に浸潤する．

ミキソイド病巣と硝子化病巣には不整大型の奇
怪な組織像（bizarre-appearing）を示す腫瘍細胞
が多数認められる（図5-inset）．Cytomegalovirus
感染細胞や Reed-Sternberg 細胞/Hodgkin 細胞に
類似した巨大核小体を持つ細胞もしばしばみられ
る．胞体内に粘液空胞を持つ偽脂肪芽細胞様の線
維芽細胞的細胞が通常ミキソイドな病巣内に容易
に見つかる．核分裂像はないかごく少数．小壊死
巣がしばしばみられる[12]．

免疫組織化学的に CD68（＋），CD34（＋），ker-

atin（－），S-100 蛋白（－），vimentin（＋）である
が，いずれも腫瘍特異性に欠け，MIFS の診断に
有効な免疫染色は知られていない．

Myxofibrosarcoma（MFS）

1．概　論

WHO 分類：malignant

過去に myxoid MFH として知られた腫瘍であ
る．本例を正しく診断するにあたって，良性の
intramuscular myxoma などのミキソイド腫瘍/
病変を低悪性度の本腫瘍（low-grade MFS）と過
剰に診断しないよう注意すべきである．成人（50
歳代～70 歳代）の四肢の軟部組織肉腫のなかでは
最も高い発生頻度である．最好発部位は四肢・肢
帯（下肢＞上肢）である．躯幹，頭頸部，手，足は
少ない．半数～2/3 の症例は真皮/皮下組織であ
り，残りは筋膜や筋膜以深の骨格筋に発生する．
後腹膜や腹腔内組織の症例（極めて少ない）は，脱
分化型脂肪肉腫との鑑別が重要である．

皮下組織の MFS はゼラチナスで，皮下脂肪組
織内に多結節形成が臨床的に認識できるが，しか
し，さらにその周辺へ水平あるいは放射状に病変
が細く長く浸潤する場合は，正確な腫瘍範囲を肉
眼的/画像的に確認することが難しいことがある．
そのため切除断端陽性の場合が少なくなく，再発

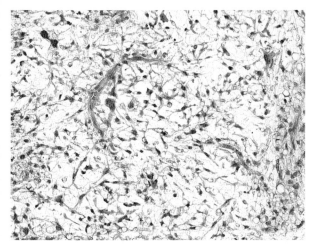

図 6. Intermediate-grade myxofibrosarcoma
豊富な粘液基質を背景に，壁の薄い弓状に曲がった血管
を含む細胞密度の低い病変領域が存在する．濃染核を持
つ小型異型細胞が認められる．血管周囲の異型細胞集簇
はない．

と摘出術を繰り返すことがある．

2. 病理学的所見

　組織学的 grade の程度が幅広い spectrum を示
す悪性腫瘍である．病理組織学的に，low grade
から high grade までのすべての grade に共通な原
則的所見は，壁の薄い曲がった血管を含む細胞密
度の低い病変領域(hypocellular area)の存在であ
り，濃染核を持つ小型異型紡錘型細胞や星形異型
細胞が認められ，しばしば空胞状細胞質を有する
(図 6)．この空胞内には粘液が含まれ，脂肪(芽)
細胞ではない(偽脂肪芽細胞(pseudolipoblast)と
称される)．

　細胞密度(cellularity)と細胞多形性(pleomor-
phism)は histologic grade と比例する．一般的に，
MFS と診断するためには，少なくとも腫瘍組織
の 5〜10% 以上の領域に顕著なミキソイド基質/
間質を有する腫瘍巣を認めるべきである．しかし
ながら，小さな生検組織においては定量的評価が
困難であるため，この原則を当てはめることが難
しいかもしれない．皮下組織の MFS は皮下脂肪
組織内にミキソイドな多結節性病変を形成するが，
さらにその周辺の脂肪組織小葉隔壁や筋膜に沿っ
て遠方へ細く長く浸潤する．

　MFS の grade は，腫瘍の分葉/結節のあり方，
腫瘍細胞の分布密度，細胞異型度とミキソイド基

質の量，血管の形状や量，血管と血管周辺腫瘍細
胞の関係の密接度，などによって low-, interme-
diate-, high-grade に 3 分類される．Low-grade
MFS はミキソイド基質が豊富な多分葉性/結節性
を示し，異型線維芽細胞や偽脂肪芽細胞が低密度
にみられる．細い血管が長く曲がって円弧を描く
ように散在的に存在するが，血管周辺の細胞密度
の増加はない．Intermediate grade MFS は細胞
異型・細胞多形性が増し，細胞密度もより高くな
る．High-grade MFS は部分的に充実性の紡錘形
細胞や異型細胞，多形細胞増殖や細胞異型度が強
く，ミキソイド基質が著減ないしなくなる富細胞
性を示す部位(undifferentiated pleomorphic sar-
coma と識別できない)が存在する．核分裂像が多
く，異型分裂像もみられる．出血や壊死もみられ
る．奇怪な核や異型多核巨細胞，不整な核の細胞
も認められる[13]．Epithelioid MFS が報告されて
いるが，これは high-grade MFS の亜型である[14]．

Dermatofibrosarcoma protuberans(DFSP)

1. 概 論

　WHO 分類：intermediate(locally aggressive)
　無痛性で紅褐色調の硬い斑状から結節性(年月
を経れば隆起性あるいは多結節性)の皮膚の fibro-
blastic の稀な腫瘍で，青壮年成人に好発するが，
初発はしばしば幼少期である．性差はない．胸背
部を主体とする体幹や四肢近位部の皮膚に好発．
頭頸部にも発生し得る．緩徐に増殖し，結節形成
までにしばしば10年以上が経過する．もし長年月
を経た後に急激に増大する場合は fibrosarcoma-
tous transformation の可能性がある．DFSP は局
所侵襲性の強い腫瘍であり，切除が不十分なこと
が多く，術後の局所再発率は 20〜50% と高い．し
かし通常型(conventional)DFSP は転移しない．
5% 例が高異型度の fibrosarcomatous 変化を示す．
通常型 DFSP と adult fibrosarcoma 型を両端とす
る形態学的 spectrum を想定する向きがある．た
だし，両者の間には遺伝子異常など病因論的な具

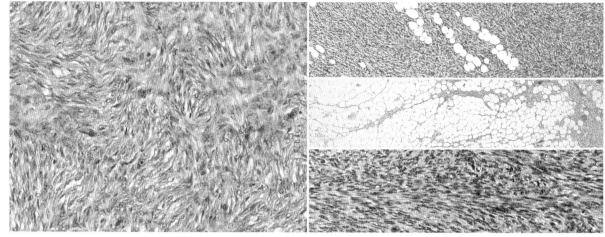

図 7. Dermatofibrosarcoma protuberans（DFSP）
a：通常型 DFSP．腫瘍細細胞の花筵パターンが明瞭
b：浸潤腫瘍内に脂肪細胞が真珠のネックレス様に残されている．
c：皮下脂肪組織内に細く長く遠方まで腫瘍細胞浸潤がある．
d：DFSP 内に生じた fibrosarcomatous 部．腫瘍細胞が herringbone パターンを示す．

体的関連は知られていない．Fibrosarcomatous DFSP は転移能を有する．初回切除標本の組織像が通常型 DFSP であっても，再発を繰り返すと組織型が変化・増悪し転移する可能性が高まる（10〜15％）．肺への転移が多い．分子生物学的に ring chromosome があり，90％以上の症例に *COL1A1-PDGFB* 癒合遺伝子を認める．DFSP の fibrosarcomatous 変化部においてもこの癒合遺伝子が存在する（adult fibrosarcoma にはない）．パンチ生検や表層だけの生検標本で DFSP を正確に鑑別することが CD34 免疫染色や HE 染色標本所見だけでは困難な場合は，*PDGFB* 遺伝子の再構成の検索が有用である．

2．病理学的所見

境界は不明瞭．稀に潰瘍を伴う．小結節の集簇がみられ，集簇の大きさは様々である．多くは 1〜数 cm であるが巨大なこともある．

真皮を中心に充実性結節状に増殖する腫瘍細胞形態は全体に比較的均等で，細胞異型・核異型はほとんどないか軽微で，核分裂像も少ない．中型細長核と狭い胞体を持つ紡錘形細胞（畳のござ筵のイグサ線維様形状）が，風車様/車軸状/渦巻状に配列する storiform pattern（花筵パターン）を示す（図7-a）．紡錘形細胞間には膠原線維が介在するが，線維は繊細で目立たないので細胞密度は高

くみえる．このような腫瘍細胞が周辺組織へ浸潤し，腫瘍境界が極めて不明瞭になる．皮下脂肪組織への浸潤は著しく，浸潤腫瘍内に取り残された既存の脂肪細胞がしばしば「lace-like pattern（真珠の首飾り様）」あるいは「honeycomb pattern」を示す（図7-b）．さらに周辺の脂肪組織内へ深くあるいは水平方向に長く索状に遠方まで浸潤し，脂肪組織小葉間組織伝いに延々と浸潤することがある（図7-c）．切除断端陽性で再発する要因でもある．免疫組織化学的にほとんどの症例（80〜90％）において CD34 がびまん性強陽性を示す．しかし fibrosarcomatous 部（図7-d）は CD34 発現が消失ないし減弱する．

3．組織亜型

① Giant cell fibroblastoma（小児にみられ，多数の CD34 陽性多核巨細胞がミキソイドな間質内や，血管腔様列隙の壁に存在し偽管腔を形成する），② myxoid DFSP（腫瘍組織の 50％を超える領域がミキソイドであると定義される），③ pigmented DFSP（Bednar tumor）（メラニン色素を持つ S-100 蛋白陽性樹状細胞が混在する），④ myoid DFSP（好酸性胞体を持ち SM actin 陽性・desmin 陰性・CD34 陰性の紡錘形細胞と硝子化間質の集簇からなる境界明瞭な淡明小結節が混在する．しばしば中心に血管が存在），⑤ fibrosarcomatous DFSP（通常型 DFSP の 10％程度の症例において，腫瘍細胞が herringbone あるいは束状の配列などの組織構造変化（図 7-d）を示し，通常型 DFSP と異なる異型紡錘形細胞腫瘍病巣へ移行する．細胞異型に加えて細胞核分裂像の増加と CD34 発現の消失あるいは減弱を示す．初回摘出例に認められる場合と，再発症例に新規に現れる場合とがある．

4．鑑別診断

通常型 DFSP との鑑別で難渋する腫瘍の 1 つに "plaque-like CD34⁺ dermal fibroma" がある[15]．この腫瘍は WHO 軟部腫瘍分類には収載されていないが，WHO 皮膚腫瘍分類（第 4 版 2017 年）に Soft tissue tumour の 1 つとして記載されている．CD34 陽性で細胞異型が軽度な（あるいはほとんど異型がない）紡錘形〜星型細胞（線維芽細胞）が真皮に増殖する，先天的あるいは獲得性の benign tumor である．分子生物学的に DFSP で認められる COL1A1-PDGFB 癒合遺伝子を有し，組織学的に superficial dermal DFSP と類似する所見があるが，t(17；22)(q22；q13) は認められず，DFSP とは異なる腫瘍であるという．臨床的に紅〜淡褐色の大きなコイン大のメダル様（medallion-like）の肥厚を示す特徴がある．摘手術後の再発はない．組織学的に表皮下に明瞭な grenz zone があり，真皮上層から中層に帯状に小型紡錘形細胞が増殖するが，真皮上層では紡錘形細胞が表皮面に向かって垂直方向に増殖し，真皮中層では平行に増殖する傾向がある．真皮深層や皮下脂肪組織への腫瘍の進展は稀である．摘出後の再発はない．

Adult fibrosarcoma（AF）

1．概論

WHO 分類：malignant

成人の稀な悪性腫瘍である．比較的均質な線維芽細胞性腫瘍細胞からなる．他の腫瘍を十分に鑑別・否定したうえで診断される除外診断（diagnosis of exclusion）である．

過去に AF と診断された症例は，診断技術・基準の発展・厳格化によって，その多くが malignant peripheral nerve sheath tumor あるいは monophasic synovial sarcoma，DFSP の transformation，脱分化型悪性腫瘍など，他の型の紡錘形細胞肉腫であることが明らかにされたため，現在は AF の頻度はかなり低い（成人軟部組織肉腫の 1％未満）．なお，NTRK3 遺伝子異常が最近相次いで報告されており，今後の研究展開が待たれる[16)17)]．

2．病理学的所見

細胞の多形性は軽度〜中等度までで，紡錘形細胞が束状および herringbone pattern を示す組織所見が特徴的とされる．Storiform pattern は部分的にあり得る．細長で狭い細胞質と先細りの tapering な濃染核（核小体は様々な程度）を持つ紡錘形細胞で，核分裂像は常に認められるが数量は様々．間質は様々な量の膠原線維が存在する．SMA や calponin が陽性の細胞が少数存在することがある．CD34 陽性の場合は，fibrosarcomatous DFSP あるいは高リスクの悪性 SFT の可能性を遺伝子検索をも含めて除外する必要がある．いずれにしても AF は稀であり，診断する際には他の紡錘形細胞腫瘍の可能性を積極的に検討し，鑑別しなければならない．

文　献

1) Fletcher CDM, Baldini EH, Blay JY, et al：Adult fibrosarcoma. WHO Classification of Tumours. Soft tissue and bone tumours（WHO Classification of Tumours Editorial Bord eds), 5th ed, International Agency for Research on Cancer, Lyon, pp. 122-123, 2019.

2) Feasenl P, Al-Ibraheemi A, Karen F, et al：Superficial Solitary Fibrous Tumor：A Series of 26 Cases. *Am J Surg Pathol*, **42**(6)：778-785, 2018.

3) Kiyohara T, Tanimura H, Takewaki H, et al：Malignant solitary fibrous tumor in the subcutis：Report of a rare superficial malignant type and review of published work. *J Dermatol*, **46**

（3）：267-270, 2019.

4）Goldblum JR, Folpe AL, Weiss SW：Soft tissue tumors of intermediate malignancy of uncertain type. Enzingerr & Weiss's Soft Tissue Tumors （Goldblum JR, et al eds）, 7th ed, Elsevier Inc, Philadelphia, pp. 1107-1174, 2020.

5）Demicco EG, Fitchie KJ, Han A：Solitary fibrous tumour. WHO Classification of Tumours. Soft tissue and bone tumours（WHO Classification of Tumours Editorial Bord eds）, 5th ed, International Agency for Research on Cancer, Lyon, pp. 104-108, 2019.

6）Evans HL：Low-grade fibromyxoid sarcoma. A report of 12 cases. *Am J Surg Pathol*, **17**(6)：595-600, 1993.

7）Folpe AL, Lane KL, Paull G, et al：Low-grade fibromyxoid sarcoma and hyalinizing spindle cell tumor with giant rosettes：a clinicopathologic study of 73 cases supporting their identity and assessing the impact of high-grade areas. *Am J Surg Pathol*, **24**(10)：1353-1360, 2000.

8）Wang WL, Evans HL, Meis JM, et al：FUS rearrangements are rare in 'pure' sclerosing epithelioid fibrosarcoma. *Mod Pathol*, **25**(6)：846-853, 2012.

9）Doyle LA, Wang WL, Dal Cin P, et al：MUC4 is a sensitive and extremely useful marker for sclerosing epithelioid fibrosarcoma：association with FUS gene rearrangement. *Am J Surg Pathol*, **36**(10)：1444-1451, 2012.

10）Agaimy A, Wünsch PH, Schroeder J, et al：Low-grade abdominopelvic sarcoma with myofibroblastic features（low-grade myofibroblastic sarcoma）：clinicopathological, immunohistochemical, molecular genetic and ultrastructural study

of two cases with literature review. *J Clin Pathol*, **61**(3)：301-306, 2007.

11）Boland JM, Folpe AL：Hemosiderotic fibrolipomatous tumor, pleomorphic hyalinizing angiectatic tumor, and myxoinflammatory fibroblastic sarcoma：Related or not? *Adv Anat Pathol*, **24**(5)：268-277, 2017.

12）Vickie YJ, Hornick JL：Tumors with myxoid stroma. Practical Soft Tissue Pathology. A Diagnostic Approach（Hornick JL ed）, 2nd ed, Elsevier Inc, Philadelphia, pp. 135-163, 2019.

13）Huang HY, Mentzel TDW, Shibata T：Myxofibrosarcoma. WHO Classification of Tumours. Soft tissue and bone tumours（WHO Classification of Tumours Editorial Bord eds）, 5th ed, International Agency for Research on Cancer, Lyon, pp. 124-126, 2019.

14）Nascimento A, Bertoni F, Fletcher CDM：Epithelioid variant of myxofibrosarcoma：expanding the clinicomorphologic spectrum of myxofibrosarcoma in a series of 17 cases. *Am J Surg Pathol*, **31**(1)：99-105, 2007.

15）Kutzner H, Patterson JW：Plaque-like CD34＋ dermal fibroma. WHO Classification of Skin tumours（Elder DE, et al eds）, 4th ed, International Agency for Research on Cancer, Lyon, pp. 324-325, 2018.

16）Suurmeijer AJ, Dickson BC, Swanson D, et al：The histologic spectrum of soft tissue spindle cell tumors with NTRK3 gene rearrangements. *Genes Chromosomes Cancer*, **58**(11)：739-746, 2019.

17）Yamazaki F, Nakatani F, Asano N, et al：Novel NTRK3 fusions in fibrosarcomas of adults. *Am J Surg Pathol*, **23**(4)：523-530, 2019.

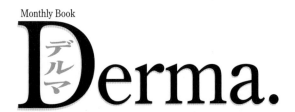

Monthly Book

Derma.

デルマ

好 評

No.281

これで鑑別はOK！

ダーモスコピー 診断アトラス

―似たもの同士の鑑別と限界―

2019 年 4 月増刊号
編集企画：**宇原　久**（札幌医科大学教授）
定価 6,160 円（本体 5,600 円＋税）　B5 判　166 ページ

◀弊社ホームページへのリンクはこちら！
目次、キーポイントもご覧いただけます！

ダーモスコピーの有効性と限界に焦点を当てた実践書

臨床の場面で遭遇しうる、"ダーモスコピーの似たもの同士"の鑑別診断に特化した実践書です。
脂漏性角化症、メラノーマ、基底細胞癌、付属器腫瘍の鑑別や、顔のシミ、赤い病変や青い病変、
脱毛症や爪病変など、診断に迷う病変について選りすぐりのダーモスコピー像を多数掲載。
鑑別のポイントをわかりやすく解説し、その有効性と限界に迫ります。

◆目次

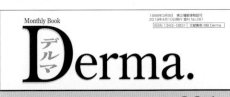

1998年3月9日　第三種郵便物認可
2019年4月10日発行　増刊号 No.281
ISSN 1343-0831　文献略号 MB Derma.

Monthly Book

Derma.

デルマ

2019年4月増刊号 No.281

これで鑑別はOK！

ダーモスコピー 診断アトラス

―似たもの同士の鑑別と限界―

編集主幹◉ 照井　正・大山　学
編集企画◉ 宇原　久

D

全日本病院出版会

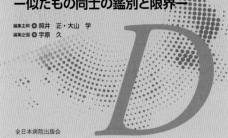

（株）全日本病院出版会　www.zenniti.com

〒 113-0033　東京都文京区本郷 3-16-4　　電話（03）5689-5989　　FAX（03）5689-8030

MB Derma, **306** : 39-42, 2021.

◆特集／これだけは知っておきたい 軟部腫瘍診断
So-called fibrohistiocytic tumors

高井利浩*

Key words：線維組織球性腫瘍（fibrohistiocytic tumors），腱滑膜巨細胞腫（tenosynovial giant cell tumor），深在性良性線維組織球腫（deep benign fibrous histiocytoma），蔓状線維組織球腫瘍（plexiform fibrohistiocytic tumor）

Abstract Fibrohistiocytic tumors（線維組織球性腫瘍）とは，線維芽細胞様細胞と組織球様細胞の両者を構成成分とする腫瘍である．皮膚に生じるものでは皮膚線維腫，黄色肉芽腫などがよく知られているが，本稿では，主に皮下組織以深の軟部組織を発生部位とする線維組織球性腫瘍について解説する．

はじめに

Fibrohistiocytic tumors（線維組織球性腫瘍）とは，線維芽細胞様細胞と組織球様細胞の両者を構成成分とする腫瘍である．ここでは，主に皮下組織以深の軟部組織を発生部位とする線維組織球性腫瘍を取り上げる．具体的にはtenosynovial giant cell tumor（localized, diffuse, malignant の各タイプ），deep benign fibrous histiocytoma, plexiform fibrohistiocytic tumor, giant cell tumor of soft tissue について解説する．

Tenosynovial giant cell tumor（腱滑膜巨細胞腫）

Giant cell tumor of tendon sheath（腱鞘巨細胞腫）という呼称が皮膚科医，整形外科医に馴染み深いが，tenosynovial giant cell tumor（腱滑膜巨細胞腫）が病理学的により一般的な標記であり，増殖パターンに則って localized, diffuse といった亜型を付けるほうがよい．

1．Tenosynovial giant cell tumor, localized type（限局型腱滑膜巨細胞腫）

限局型はそのほとんどがいわゆる giant cell

* Toshihiro TAKAI, 〒673-8558 明石市北王子13-70 兵庫県立がんセンター皮膚科，部長

tumor of tendon sheath（腱鞘巨細胞腫）に相当するため，それについて解説する．

30〜50 歳の手指に好発し，男女比は 1：2 程度と女性に多い．画像では境界明瞭な軟部結節影で，ときに骨表面の変性やびらんが指摘される．

良性病変であるが，10〜20％で局所再発し，関節機能を損なわない範囲で周囲組織を付けた完全切除が推奨される[1]．

病理マクロ所見では境界明瞭な多房性腫瘤で，接していた腱による浅い溝が底面にあることがある．通常は 5 mm〜3 cm 程度までと比較的小型の病変．割面の肉眼像は淡紅褐色で，黄色あるいは褐色調のまだらを呈する．色調は脂質やヘモジデリンによる．

病理組織学的には，境界明瞭な腫瘤で（図1），膠原線維の増多する間質を背景に単核細胞，多核巨細胞，黄色腫細胞様の泡沫細胞，好塩基性胞体を有する破骨細胞型巨細胞が増殖する（図2）．破骨細胞型巨細胞は，細胞密度の高い病変では明瞭に確認しにくいこともある．大多数の単核細胞は小型で類円形もしくは紡錘形を呈し，淡い胞体と円形または腎臓形の核を有する．すりガラス状胞体を持つ類上皮様細胞もしばしばある．黄色腫細胞もあってよい．ヘモジデリン沈着も大抵みられる．間質は種々の程度にヒアリン化を示し，骨様

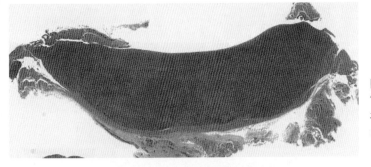

図 1.
Tenosynovial giant cell tumor, localized type
境界明瞭な腫瘤で，周囲は線維結合織で被覆される．

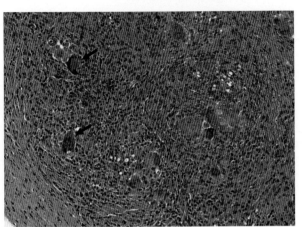

図 2．Tenosynovial giant cell tumor, localized type
膠原線維の増多する間質を背景に類円形の単核細胞，多核巨細胞が増殖．破骨細胞型巨細胞(→)もある．

を呈する．核分裂像は 10 強拡視野に 3〜5 個くらいで，異型核分裂像はみられないのが普通だが，ときに 20 個に及ぶこともある[1]．免疫染色では，腫瘍細胞に CD68 などの組織球マーカーが陽性となる．

2．Tenosynovial giant cell tumor, diffuse type（びまん型腱滑膜巨細胞腫）

局所破壊性を示す，より侵襲性の病型であり，限局型よりも若年に生じる傾向がある[2]．

関節内に生じるものと関節外に生じるものがあり，前者は pigmented villonodular synovitis（PVNS，色素性絨毛結節性滑膜炎）とも称され，膝関節などの大関節に生じるのに対し，後者の関節外型は全身の様々な部位に起こり得るが，下肢が比較的好発部位である．関節外型であっても関節周囲に生じることが多いが，ときに完全な皮下や筋肉内といった局在を示すこともある．

肉眼的にはしばしば 5 cm を超える大型の病変で，病理組織学的にも浸潤性あるいは圧排性にび

まん性増殖を示す．Localized type と同様の組織球様細胞が構成細胞の主体であるが，類円形または樹枝状に細胞質を伸ばした大型細胞も混じており（図 3），それらは腎臓形や切れ込みのある，角膜の厚い核を有する[2]．ときに大型細胞が優位となり，組織球様細胞が不分明となって分化方向不明な肉腫を疑われる場合もある．

核分裂像は比較的容易に見いだされ，10 強拡視野に 5 個以上をみることも稀ではない．再発率は高く，関節内の病変で 3〜5 割，関節外病変で 2〜5 割弱とされる．しばしば再発を繰り返したり関節機能障害をきたしたりするため，完全切除が重要である．

明らかな肉腫様の領域を持つ病変（図 4）では，稀ながら肺などへ遠隔転移し得ることも報告されており，そのようなものは悪性腱滑膜巨細胞腫と称される[3]．

Deep benign fibrous histiocytoma（深在性良性線維組織球腫）

線維組織球性腫瘍の 1% 未満と比較的稀な腫瘍である．後腹膜，縦隔などの発生もあるが，皮膚科領域で遭遇するのは皮下の病変であり，その場合は四肢，頭頸部の順に好発する．筋肉内や臓器内の発生は稀である．

皮膚の線維組織球腫，すなわち皮膚線維腫とは異なり，皮下の境界明瞭な病変で（図 5），しばしば線維結合織による被膜状構造を有する[4]．

皮膚線維腫と同様，紡錘形細胞の短い束状増殖パターンで，部分的には花むしろ状の増殖パターンを混じ得るが，細胞密度がより高い（図 6）．皮膚線維腫ほど組織球形態の細胞が目立たないことが多く，泡沫状組織球や多核巨細胞がみられるの

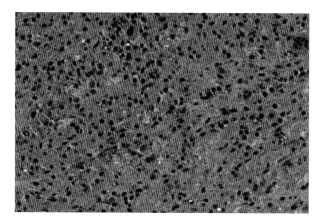

図 3. Tenosynovial giant cell tumor, diffuse type
びまん型腱滑膜巨細胞腫では類円形細胞が主体で，
組織球様細胞が不分明となることがある.

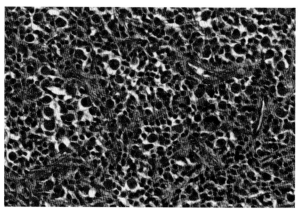

図 4. Tenosynovial giant cell tumor, diffuse type
多型性の明らかな肉腫様の領域を持つ病変で，遠隔
転移能を示すものは悪性腱滑膜巨細胞腫と称する.

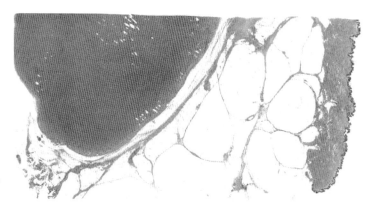

図 5.
Deep benign fibrous histiocytoma
皮下に限局した境界明瞭な結節病変である.

は半数程度の例にとどまる. 病変内に分枝した血
管がみられることが多く，solitary fibrous tumor
（孤発性線維性腫瘍）と類似することがあるが，
deep FH では細胞密度が均一で束状増殖のパター
ンも全体にみられることが鑑別点である[4]. 核の
多型性や濃染は通常みられず，核分裂像は 10 強拡
視野に 5 個未満，壊死像をみることも稀である.
皮膚線維腫と異なり CD34 陽性となる例が多く，
びまん陽性となることもしばしばある.

　不完全切除により再発することがあり，局所再
発率は 20% 程度と報告されている[5].

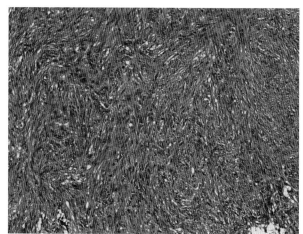

図 6. Deep benign fibrous histiocytoma
紡錘形細胞の短い束状増殖で，細胞密度がやや高い.

Plexiform fibrohistiocytic tumor
（蔓状線維組織球腫瘍）

　小児から若年成人に好発し，上肢，特に前腕に
生じることが多い.

　皮内から皮下の境界不明瞭な小腫瘤で，月ある
いは年単位で緩徐に増大する.

　病理組織学的には真皮深層から皮下にかかる境
界不明瞭な病変で，ときに筋層に浸潤する（図7）.
　特徴的な蔓状の増殖パターンを呈し，線維芽細
胞様細胞，組織球様細胞，破骨細胞様巨細胞から
構成され，主に線維芽細胞様細胞からなる腫瘍細

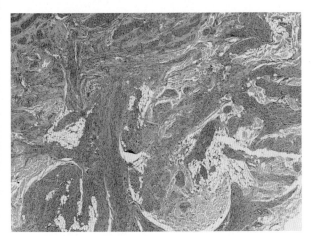

図 7. Plexiform fibrohistiocytic tumor
真皮深層から皮下で蔓状の増殖パターンを呈し，
境界不明瞭に増殖する．

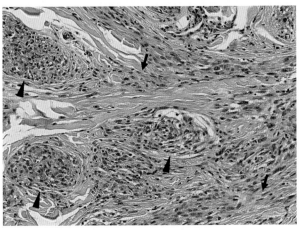

図 8. Plexiform fibrohistiocytic tumor
線維芽細胞様細胞からなる腫瘍細胞束成分（→）と，
組織球様細胞および破骨細胞様巨細胞からなる類円
形の結節性成分（▲）が入り混じる．

胞束成分と，組織球様細胞および破骨細胞様巨細
胞からなる類円形の結節性成分が入り混じる（図
8）．細胞異型や核分裂像は乏しく，壊死も通常は
ない[6]．

免疫染色では，組織球様細胞は CD68 陽性，線
維芽細胞様細胞はときに SMA 陽性を示す．

Giant cell tumor of soft tissue
（軟部巨細胞腫）

骨の巨細胞腫に相当する，軟部組織原発の低悪
性度腫瘍である．あらゆる年齢層に生じるが，中
年以降が多い．病理組織学的には多房性構築が著
明で，楕円形単核細胞と破骨細胞型巨細胞の結節
性増殖が線維性隔壁で区分けされ，骨形成を半数
程度の例にみる[7]．

文 献

1) Somerhausen NSA, Rijn M：Tenosynovial giant cell tumor, localized type. WHO Classification of Tumours of Soft Tissue and Bone, 4th ed (Flecther CDM, et al eds), IARC Press, Lyon, p. 100, 2013.

2) Somerhausen NS, Fletcher CD：Diffuse-type giant cell tumor：clinicopathologic and immuno-histochemical analysis of 50 cases with extraarticular disease. *Am J Surg Pathol*, **24**：479-492, 2000.

3) Li CF, Wang JW, Huang WW, et al：Malignant diffuse-type tenosynovial giant cell tumors：a series of 7 cases comparing with 24 benign lesions with review of the literature. *Am J Surg Pathol*, **32**：587-599, 2008.

4) Fletcher CDM, Gleason BC：Deep benign fibrous histiocytoma. WHO Classification of Tumours of Soft Tissue and Bone, 4th ed (Flecther CDM, et al eds), IARC Press, Lyon, p. 104, 2013.

5) Gleason BC, Fletcher CDM：Deep "Benign" Fibrous Histiocytoma：Clinicopathologic analysis of 69 cases of rare tumor indicating occasional metastatic potential. *Am J Surg Pathol*, **32**：354-362, 2008.

6) Enzinger FM, Zhang RY：Plexiform fibrohistio-cytic tumor presenting in children and young adults. An analysis of 65 cases. *Am J Surg Pathol*, **12**：818-826, 1988.

7) Oliveira AM：Giant cell tumour of soft tissue. WHO Classification of Tumours of Soft Tissue and Bone, 4th ed (Flecther CDM, et al eds), IARC Press, Lyon, p. 106, 2013.

MB Derma, 306：43-51, 2021.

◆特集／これだけは知っておきたい 軟部腫瘍診断

Vascular tumors 其の①
(benign)

古賀佳織*

Key words：血管腫(hemangioma)，良性皮膚血管病変(benign cutaneous vascular lesions)，血管系腫瘍(vascular tumor)，脈管奇形(vascular malformation)

Abstract 皮膚科領域でいわゆる良性の"benign vascular tumor"と考えられている疾患には，ISSVA 分類で血管系腫瘍・脈管奇形とされるものの両方が含まれている．さらに，ISSVA 分類では分類不能，あるいは記載されていない疾患もある．本稿では，まず ISSVA 分類に基づき良性の皮膚血管病変をまとめ，次に日常診療で遭遇する頻度の高い疾患である，venous lake, cherry hemangioma, angiokeratoma, arteriovenous hemangioma, pyogenic granuloma, tufted angioma, epithelioid hemangioma, intravascular papillary endothelial hyperplasia, venous malformation, lymphatic malformation を取り上げ，各疾患の病理組織像での鑑別を中心に解説する．

はじめに

皮膚の脈管病変は日常よくみられるが，その分類や名称が複雑なため，診断に悩むことも多い．近年では International Society for the Study of Vascular Anomalies(ISSVA)が提唱した分類[1]が，世界的な主流になりつつある．ISSVA 分類では，脈管異常を血管系腫瘍と脈管奇形に大別して分類する．病態が血管内皮細胞の増殖によるものが血管系腫瘍，内皮細胞の増殖は伴わずに組織・器官としての脈管の増加によるものが脈管奇形である[2]．血管系腫瘍のなかには，反応性の内皮細胞増殖性病変も含まれている．皮膚科領域でいわゆる良性の"vascular tumor"と考えられている疾患には，ISSVA 分類で血管系腫瘍・脈管奇形とされるものの両方が含まれている．さらに，ISSVA 分類では分類不能，あるいは記載されていない疾患もある．表1に ISSVA 分類に基づき，良性の皮膚血管病変をまとめた．本稿では表1のなかで，

日常診療で遭遇する頻度の高い疾患について取り上げ，各疾患の病理組織像との鑑別を中心に解説する．また，ISSVA 分類では皮膚科領域で従来用いられてきた疾患名とは異なる名称が採用されており，注意が必要である[2]．各疾患の解説では，ISSVA 分類による疾患名を記載するが，できるだけ従来の疾患名も併記する．

Venous lake(静脈湖)

臨床像：高齢者の露光部，特に口唇や耳介に多くみられる．通常 1 cm までの柔らかい暗青色～紫色の丘疹(図 1-a)．真皮の弾力線維の日光変性を背景に，血栓形成，血管拡張やうっ血が生じた病変と考えられる[3]．

病理組織像：真皮あるいは粘膜固有層の上層に，拡張した壁の薄い血管が単～数個みられる．血管腔内にはうっ血や器質化した血栓を伴う(図 1-b)．鑑別診断の angiokeratoma では表皮肥厚を伴うことが多く，拡張した血管は乳頭層に限局してみられる．

---

* Kaori KOGA，〒814-0180 福岡市城南区七隈 7-45-1 福岡大学医学部病理学教室，講師

MB Derma No. 306 2021

表 1. ISSVA 分類に基づいた良性の皮膚血管病変（*は本文中で取り上げた疾患，鑑別診断を含む）

ISSVA 分類に記載されている vascular anomalies（脈管異常）		ISSVA 分類で分類不能・記載のない良性の皮膚血管病変
Benign vascular tumors（良性血管系腫瘍）	Vascular malformation（脈管奇形），単純型	
Infantile hemangioma（乳児血管腫，いちご状血管腫）	Capillary malformations（毛細血管奇形）	Angiokeratoma*（被角血管腫）
Congenital hemangioma（先天性血管腫）	Lymphatic malformations*（リンパ管奇形）	Arteriovenous hemangioma*（動静脈血管腫）
Tufted angioma*（房状血管腫，血管芽腫）	Venous malformations*（静脈奇形）	Cherry hemangioma*（サクランボ血管腫，老人性血管腫）
Spindle cell hemangioma（紡錘形細胞血管腫）	Arteriovenous malformations*（動静脈奇形）	Venous lake*（静脈湖）
Epithelioid hemangioma*（類上皮血管腫，好酸球性血管リンパ増殖症）	Arteriovenous fistula（動静脈瘻）	Verrucous hemangioma*（疣状血管腫）
Granuloma telangiectaticum*（毛細血管拡張性肉芽腫，化膿性肉芽腫）		
Others（Hobnail hemangioma, Microvenular hemangioma, Anastomosing hemangioma, Glomeruloid hemangioma, Papillary hemangioma, Intravascular papillary endothelial hyperplasia*, Cutaneous epithelioid angiomatous nodule*, Acquired elastotic hemangioma）		
Related lesions（Eccrine angiomatous hamartoma, Reactive angioendotheliomatosis, Bacillary angiomatosis）		

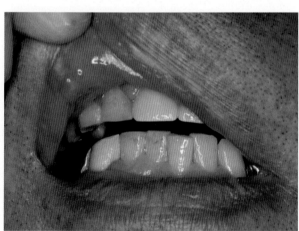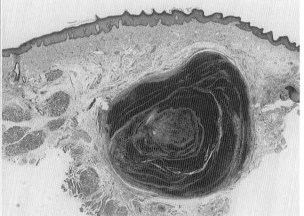

図 1. Venous lake　　　　　　　　　　　　　　　　　a | b

a：上口唇に生じた紫色丘疹
b：粘膜固有層上層に血栓を伴う拡張した壁の薄い血管がみられる．

Cherry hemangioma（サクランボ血管腫）
同義）Senile hemangioma（老人性血管腫）

臨床像：上肢・躯幹に好発する 1〜5 mm 大の鮮紅色丘疹（図 2-a）．20〜30 歳代より出現し，加齢に伴い増加する．75 歳以上の高齢者の 75% にあるといわれている[4]．妊娠，肝移植，移植片対宿主病，Fabry 病などと関連して発生することがある．

また，intravascular large B-cell lymphoma の診断目的の生検では，血管内に腫瘍細胞集塊がみられることがあるので，cherry hemangioma より行うとよいといわれている[5]．

病理組織像：真皮乳頭層から真皮上層に限局する隆起性病変で，表皮襟を伴うことがある．病変部では壁の薄い拡張した毛細血管が増加する（図 2-b）．鑑別診断は pyogenic granuloma で，cherry

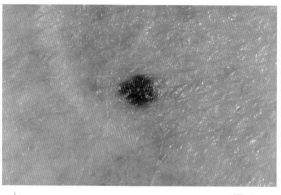
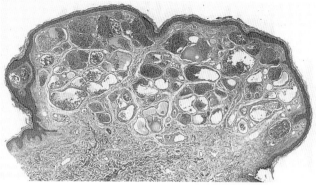

a│b 　　　　図 2．Cherry hemangioma
　　　a：前胸部に生じた 5 mm 大の鮮紅色丘疹
　　　b：真皮乳頭層から真皮上層に限局する隆起性病変で，壁の薄い拡張した毛細血管が増加する．

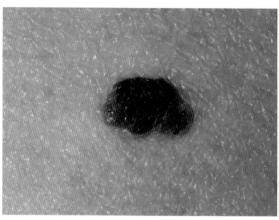
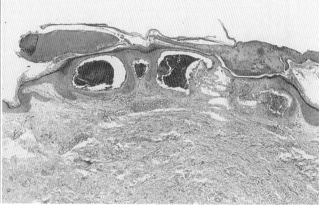

a│b 　　　　図 3．Angiokeratoma（solitary angiokeratoma）
　　　a：下腿に生じた小型の黒褐色結節
　　　b：隆起部の真皮乳頭層に壁の薄い拡張した血管が増加し，腔内には赤血球を伴う．

hemangioma では分葉状構造や血管内皮細胞の増殖はみられない．

Angiokeratoma（被角血管腫）

　真皮乳頭層にある vascular channel が拡張する複数の疾患が含まれ，表皮変化を伴うものもある．

　臨床像：Solitaty（単発）型がよくみられ，下肢に好発する小型の黒赤色結節としてみられる（図3-a）．Fordyce 型（陰嚢被角血管腫）は，高齢者の陰嚢あるいは大陰唇に好発する赤色調の多発性丘疹，Mibelli 型は若年者の手足に好発する紫赤色の小丘疹で，凍瘡が先駆症状としてみられる．Angiokeratoma corporis diffusum（びまん性体幹被角血管腫）は，体幹に多発する赤色小丘疹で，Fabry 病や神崎病などリソソーム蓄積症の患者に生じる．

　病理組織像：どの臨床型でも同様の組織像を示し，隆起部の真皮乳頭層に壁の薄い拡張した血管が増加する（図3-b）．血管腔内には赤血球を含み，血栓を伴うこともある．過角化や病変辺縁の表皮襟などの表皮変化を伴うが，Fordyce 型や angiokeratoma corporis diffusum ではみられない．鑑別診断は verrucous hemangioma（疣状血管腫）だが，病変が真皮乳頭層に限局せず，真皮深層から皮下脂肪組織まで及ぶ．

Arteriovenous hemangioma（動静脈血管腫）
同義）Acral arteriovenous tumor/hemangioma

　臨床像：50〜60 歳代の頭頸部，口唇に好発する 1 cm までの紅〜青色の丘疹．柔らかく圧縮性があ

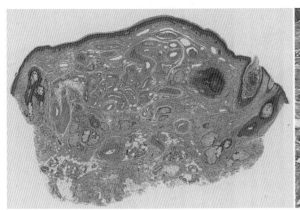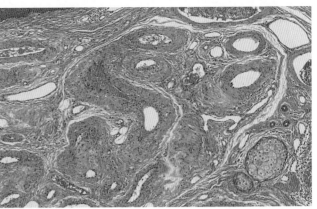

図 4. Arteriovenous hemangioma

a｜b

a：大小様々な血管の増加で構成される真皮の境界明瞭な結節性病変
b：増加している血管には，壁が不規則に肥厚した動脈様血管と壁の薄い静脈様血管が混在する．

り，動脈性の拍動を触れる．結節の周囲には紅暈を伴い軽度の熱感がある[6]．慢性肝疾患や肝硬変患者で頻度が高くなる．

病理組織像：真皮に境界明瞭な結節性病変があり，大小様々な血管が増加し（図4-a），壁が不規則に肥厚した動脈様血管と壁の薄い静脈様血管が混在する（図4-b）．壁の厚い動脈様血管には内弾性板を欠く．鑑別診断として spider hemangioma（蜘蛛状血管腫）があるが，臨床的に周囲に放射状の血管拡張を伴う紅色丘疹で，組織学的には病変中央に壁の厚い血管，その周囲に壁の薄い血管が分布する．Arteriovenous hemangioma は，spider hemangioma の大型化した病変という考えもある[6]．脈管奇形に属する先天性の arteriovenous malformation（動静脈奇形）と混同されやすいが，arteriovenous malformation では動脈と静脈が直接的に複雑に吻合し，吻合部の血管は奇形的な構造となる．

Pyogenic granuloma（化膿性肉芽腫）
同義）Granuloma telangiectaticum（毛細血管拡張性肉芽腫），lobular capillary hemangioma（小葉状毛細血管拡張性肉芽腫）

臨床像：幅広い年齢層に生じ，顔面や手指に好発する．口唇などの粘膜にも発生する．外傷後などが誘因となって生じ，妊娠に関連することもある．鮮紅色あるいは暗赤色のドーム状病変で，し

ばしば皮膚潰瘍を伴い易出血性となる（図5-a）．

病理組織像：隆起性病変で，表皮襟を伴うことが多い（図5-b）．真皮に血管内皮細胞，そして毛細血管が分葉状構造を形成して増殖する（図5-c）．皮膚潰瘍部を中心に好中球，リンパ球，組織球，形質細胞浸潤を伴うこともある．間質には浮腫あるいは膠原線維の増加を伴う．同様の病変が皮下の結節性病変や血管内にみられることもある（intravenous pyogenic granuloma）．鑑別診断は，肉芽組織，infantile hemangioma（乳児血管腫），tufted angioma が挙げられるが，pyogenic granuloma の特徴である分葉状構造はいずれの疾患にもみられない．

Tufted angioma（房状血管腫）
同義）Angioblastoma（血管芽腫）

臨床像：乳幼児の頸部や躯幹に好発する．境界不明瞭な紅斑あるいは赤褐色斑や局面で，圧痛や，しばしば多汗，熱感，多毛を伴う．乳幼児の症例では Kasabach-Merritt 症候群を合併することがある．

病理組織像：真皮から皮下脂肪組織にかけて，血管内皮細胞が円形あるいは多角形の胞巣を形成して増殖し，cannon ball appearance と形容されるように胞巣が散在性に分布する（図6-a, b）．免疫染色にて，腫瘍細胞は CD31，CD34 に陽性，D2-40 は陰性である．鑑別診断は，pyogenic gran-

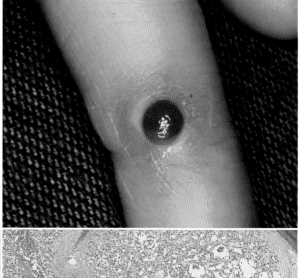

図 5.
Pyogenic granuloma
　a：指腹に生じた鮮紅色のドーム状病変
　b：表皮襟を伴う隆起性病変
　c：血管内皮細胞と毛細血管が分葉状構造を形成して
　　増殖する.

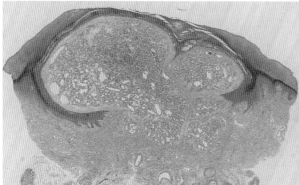

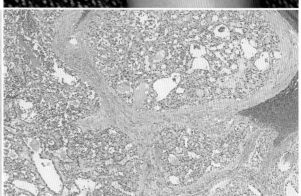

uloma, infantile hemangioma, Kaposiform hemangioendothelioma（Kaposi 様血管内皮腫）が挙げられる. Infantile hemangioma や Kaposiform hemangioendothelioma でも内皮細胞の結節状増殖がみられるが, tufted hemangioma でみられる腫瘍胞巣のほうが小型である. また, infantile hemangioma では GLUT-1 が, Kaposiform hemangioendothelioma では D2-40 が陽性となる[7]. Kaposiform hemangioendothelioma とは一部オーバーラップしていると考えもある[8].

Epithelioid hemangioma（類上皮血管腫）同義）Angiolymphoid hyperplasia with eosinophilia（好酸球性血管リンパ増殖症）

臨床像：中年の頭頸部, 特に耳介周囲に好発し, 女性にやや多い. 約半数が多発例とされる. 数cm までの鮮紅色から暗紅色の結節性病変で, 疼痛や拍動を訴えることがある. 約20%の症例で末梢血の好酸球増多を伴う.

病理組織像：真皮から皮下脂肪組織にかけて, 壁の厚い血管が増加し, 多数の好酸球を含む炎症細胞浸潤を伴う（図7-a）. 血管を構成する内皮細胞は, 卵円型の核と好酸性細胞質を有する類上皮形態を示し（図7-b）, 空胞を伴うこともある. また, 血管内腔へ内皮細胞の核が突出する. ときに間質に粘液貯留がみられる. 免疫染色にて, 鑑別診断は Kimura's disease（木村病）, cutaneous epithelioid angiomatous nodule（皮膚類上皮血管腫様結節）, epithelioid hemangioendothelioma（類上皮型血管内皮細胞腫）, epithelioid angiosarcoma（類上皮型血管肉腫）が挙げられる. Kimura's disease はアジア人の若年～中年男性に好発し, 末梢血好酸球増多や血清 IgE 高値を伴うことが多い. より深部の真皮から皮下脂肪組織に病変が生じ, リンパ濾胞の形成を伴う. 類上皮形態を示す内皮細胞はみられない. また, 間質の線維化を伴う[9]. Cutaneous epithelioid angiomatous nodule は, 成人の躯幹, 四肢, 顔面に好発する結節で, 真皮で

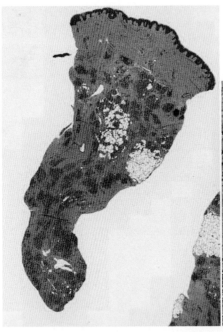
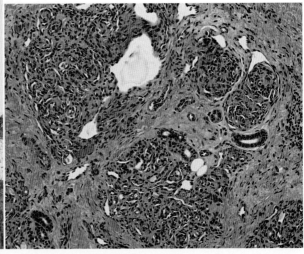

図 6. Tufted angioma（福本皮フ病理診断科 福本隆也先生のご厚意による） a｜b
a：真皮から皮下脂肪組織にかけて，散在性に円形あるいは多角形の胞巣が分布する
　（cannon ball appearance）．
b：胞巣内では血管内皮細胞が増殖し，毛細血管もみられる．

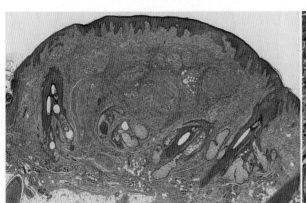
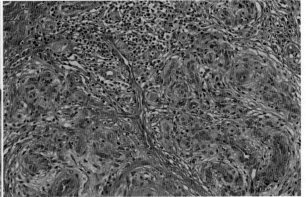

図 7. Epithelioid hemangioma a｜b
a：真皮から皮下脂肪組織にかけてある壁の厚い血管の増加で構成される病変
b：増加する血管を構成する内皮細胞は，卵円型の核と好酸性細胞質を有する類上皮形態を示し，
　多数の好酸球を含む炎症細胞浸潤を伴う．

類上皮形態の内皮細胞がシート状に増殖し，部分的に血管構造を形成し，周囲にリンパ球や好酸球浸潤を伴うこともある．Epithelioid hemangioma では多数の胞巣を形成するのに対し，cutaneous epithelioid angiomatous nodule では単一の胞巣を形成する[10]．両者の所見はオーバーラップしており，cutaneous epithelioid angiomatous nodule は epithelioid hemangioma の亜型とする考えもある．Epithelioid hemangioendothelioma や epithelioid angiosarcoma は，類上皮形態を示す悪性腫瘍で，腫瘍細胞には核異型や多数の核分裂像を伴う．また，病変周囲の炎症細胞浸潤に好酸球がみられることは稀である．

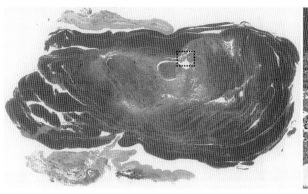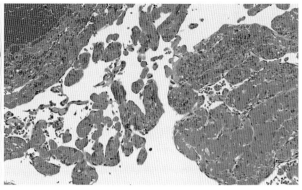

図 8. Intravascular papillary endothelial hyperplasia

a｜b

a：出血や血栓を伴って中心部に乳頭状構造がある．
b：a 点線部の拡大．乳頭状構造は一層の血管内皮細胞に覆われ，間質には硝子化がみられる．

Intravascular papillary endothelial hyperplasia（血管内乳頭状内皮細胞過形成）
同義）Masson tumor

臨床像：頭頸部，手足，特に手指に好発する．通常 2 cm 以下の皮下腫瘤．

病理組織像：拡張した静脈に関連して，出血や血栓を伴った多数の乳頭状構造があり（図 8-a），一層の血管内皮細胞に覆われている．乳頭状構造の間質には硝子化や毛細血管がみられる（図 8-b）．血栓が器質化する特殊過程で，真の意味での血管系腫瘍ではないと考えられる．部分生検の組織像での鑑別診断に高分化血管肉腫が挙げられるが，病変を構成する内皮細胞には異型や核分裂像はみられない．また臨床像が異なる．

Venous malformations（静脈奇形）
同義）Cavernous hemangioma（海綿状血管腫）

ISSVA で静脈奇形に分類される疾患には，従来 cavernous hemangioma（海綿状血管腫），intramuscular hemangioma（筋肉内血管腫），venous hemangioma（静脈性血管腫，静脈性蔓状血管腫）と呼ばれているものに加えて，familial VM cutaneo-mucosal（家族性粘膜皮膚静脈奇形），blue rubber bleb nevus syndrome（青色ゴムまり様母斑症候群），glomuvenous malformation（グロムス静脈奇形）が含まれる[11]．

臨床像：生下時より存在し，新生児や幼小児期に好発する．青色に透見される皮下結節．

病理組織像：真皮から皮下脂肪組織に，あるいは皮下脂肪組織にある境界明瞭な結節性病変で（図 9-a），内部は多数の拡張した壁の薄い血管で構成される（図 9-b）．血管腔内には多数の赤血球を伴い，血栓や intravascular papillary endothelial hyperplasia がみられることもある．同じく venous malformation に含まれる疾患との鑑別は，venous hemangioma では蔓状に，とぐろを巻いたように皮下脂肪組織や筋肉内に病変が存在するなど，臨床像や病変分布を参考にする．

Lymphatic malformation（リンパ管奇形）
同義）Lymphangioma circumscription（限局性リンパ管腫）

Lymphatic malformation に分類される疾患には，lymphangioma circumscription（限局性リンパ管腫），macrocystic/microcystic lymphatic malformation（嚢胞状/海綿状リンパ管腫）が含まれる[12]．

臨床像：皮膚表面の透明な小水疱で，生来みられることもあるが，加齢による経過中に出現していることが多い．小水疱内で出血を伴い赤褐色ないし黒色丘疹としてみられることもある．

病理組織像：表皮直下の真皮乳頭層に，拡張した壁構造のない脈管が多数増加する（図 10-a）．脈管構造は内皮細胞で裏打ちされる．腔内には好酸性のリンパ液や赤血球がみられる（図 10-b）．鑑別

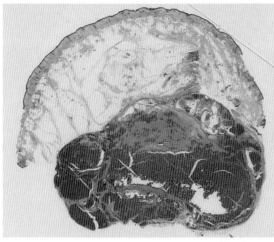
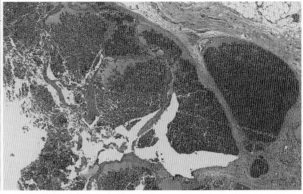

図 9. Venous malformation（cavernous hemangioma）　　　　a｜b
　a：皮下脂肪組織にある境界明瞭な結節性病変
　b：多数の拡張した腔内に多数の赤血球を伴う壁の薄い血管で構成される.

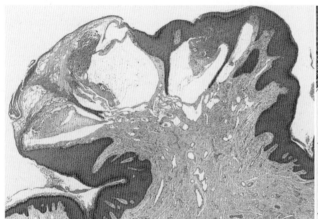
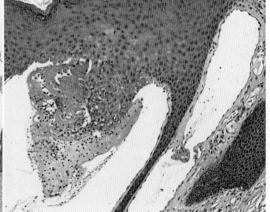

図 10. Lymphangioma　　　　a｜b
　a：表皮直下の真皮乳頭層に，拡張した壁構造のない脈管が多数増加する.
　b：脈管構造は内皮細胞で裏打ちされ，腔内には好酸性のリンパ液や赤血球がみられる.

診断に angiokeratoma が挙げられるが，脈管腔内には赤血球がみられ，リンパ液はみられない. また，angiokeratoma でみられる過角化や表皮襟の所見は lymphangioma circumscription ではみられない.

文　献

1) ISSVA classification for vascular anomalies（http://www.issva.org）.
2) 大原國章：血管腫，各病型の示説. 日皮会誌，**129**：505-517，2019.
3) Calonje E, et al：Venous lake. Diagnostic atlas of cutaneous mesenchymal neoplasm, ELSEVIER, p. 311, 2020.
4) Calonje E, et al：Cherry angioma. Diagnostic atlas of cutaneous mesenchymal neoplasm, ELSEVIER, pp. 330-331, 2020.
5) Satoh S, et al：Intravascular large B cell lymphoma diagnosed by senile angioma biopsy. *Intern Med*, **42**：117-120, 2003.
6) 岸　晶子：【血管腫・血管奇形の治療 update】ISSVA 分類以外の血管腫・血管奇形の臨床. *MB Derma*, **254**：7-15，2017.
7) Arai E, et al：Usefulness of D2-40 immunohistochemistry for differentiation between kaposi-

form hemangioendothelioma and tufted angioma. *J Cutan Pathol*, **33**：492-497, 2006.

8）Enjolras O, et al：Residual lesions after Kasabach-Merritt phenomenon in 41 patients. *J Am Acad Dermatol*, **42**：225-235, 2000.

9）Calonje E, et al：Epithelioid hemangioma. McKee's Pathology of the skin, ELSEVIER, pp. 1839-1842, 2020.

10）Brenn T, et al：Cutaneous epithelioid angiomatous nodule：A distinct lesion in the morphologic spectrum of epithelioid vascular tumors. *Am J Dermatopathol*, **26**：14-21, 2004.

11）中村泰大：Venous malformation（VM：静脈奇形）．血管腫・血管奇形臨床アトラス（大原國章，神人正寿編），南江堂，pp. 117-122，2018.

12）緒方克己：Lymphatic malformations（LM：リンパ管奇形）．血管腫・血管奇形臨床アトラス（大原國章／神人正寿編），南江堂，pp. 126-129，2018.

PEPARS 100号記念増大号

皮膚外科のための
皮膚軟部腫瘍診断の基礎

編集／順天堂大学先任准教授　林　礼人

PEPARS No.100 2015年4月臨時増大号　オールカラー140頁 定価5,000円＋税

日常診療で扱う皮膚軟部腫瘍を見直しませんか？
関連各科との共通言語を習得し、
　　診断、外科治療に精通するための1冊！
　　是非手にお取り下さい！！

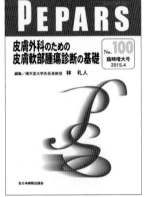

㈱全日本病院出版会

〒113-0033　東京都文京区本郷 3-16-4
TEL：03-5689-5989　FAX：03-5689-8030

お求めはお近くの書店または弊社ホームページ(http://www.zenniti.com)まで！

MB Derma, 306：53-62, 2021.

◆特集／これだけは知っておきたい 軟部腫瘍診断

Vascular tumors 其の②
（intermediate〜malignant）

福永真治*

Key words：Kaposi 様血管内皮腫（Kaposiform hemangioendothelioma），網状血管内皮腫（retiform hemangioendothelioma），乳頭状リンパ管内血管内皮腫（papillary intralymphatic angioendothelioma），複合血管内皮腫（composite hemangioendothelioma），Kaposi 肉腫（Kaposi sarcoma），偽筋原性（類上皮肉腫様）血管内皮腫（pseudomyogenic hemangioendothelioma），類上皮血管内皮腫（epithelioid hemangioendothelioma），血管肉腫（angiosarcoma）

Abstract 中間悪性血管性腫瘍として Kaposiform hemangioendothelioma, retiform hemangioendothelioma, papillary intralymphatic angioendothelioma, composite hemangioendothelioma, Kaposi sarcoma, pseudomyogenic hemangioendothelioma が，悪性血管性腫瘍として epithelioid hemangioendothelioma, angiosarcoma がある．概して hemangioendothelioma は hemangioma と angiosarcoma との中間的な像または生物学的態度を示す．Angiosarcoma は高度悪性肉腫である．Hemangioendothelioma の診断名は前記のものに限定する．病理組織診断では詳細な臨床情報，肉眼像と HE 組織標本での特に腫瘍性の血管形成像の把握が肝要であり，複数の特異性の高い血管内皮マーカーによる免疫染色を併用する．有用なマーカーとして，CD31, Factor 8, CD34, FLI1, ERG, FOSB などが挙げられる．中間悪性血管性腫瘍の多くは臨床的に致死的な aggressive behavior を示さないので，治療法として完全ないし拡大切除と厳重な経過観察が一般的である．

はじめに

皮膚，軟部組織の悪性血管性腫瘍は多様性を示し，確定診断に難渋することが多い．これらの概念，臨床病理学特徴の理解と悪性度の判定が診断治療上で必須である．本稿では主に "hemangioendothelioma" の組織診断のポイント，鑑別診断，分子学的特徴について記載する．

中間悪性血管性腫瘍

1．Kaposi 様血管内皮腫（Kaposiform hemangioendothelioma）

小児，若年者の四肢の真皮，皮下や後腹膜に好発し，Kaposi-like infantile hemangioma とも称さ

* Masaharu FUKUNAGA，〒215-0026 川崎市麻生区古沢都古 255 医療法人社団三成会新百合ヶ丘総合病院病理診断科，部長

れる．約半数の患者で Kasabach-Merritt 症候群（消耗性血小板減少と血栓形成）を呈し，腹腔発生では閉塞性黄疸，腸管狭窄を伴う例もある．本腫瘍は浸潤性に増殖し，稀にリンパ節転移をきたす．血行性遠隔転移の報告はない[1〜4]．房状血管腫（tufted angioma）を表層型とする考えもある．

組織学的には浸潤性の増殖，不規則な融合状，分葉状の増殖を示し，Kaposi sarcoma 様の像と hemangioma 様の像の混在が特徴的である（図1）．消耗性血小板減少の原因である fibrin 血栓を認めることが多く，しばしば周辺に lymphangioma 様の像を伴う．Kaposi sarcoma 様部分では紡錘形細胞が錯綜状に増殖し，スリット状の血管腔を形成する（図2）．本腫瘍は Kaposi sarcoma（後述）と異なり孤立性の結節病変であり，核異型や形質細胞，リンパ球の浸潤，硝子体（hyaline globule）の形成はない．Kaposi sarcoma はアフリカの例を除

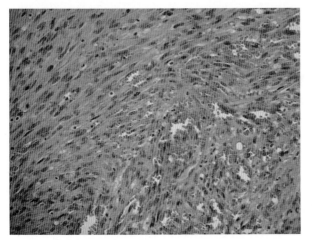

図 1. Kaposiform hemangioendothelioma
紡錘形細胞の束状の増殖とスリット状の血管増生を示す.

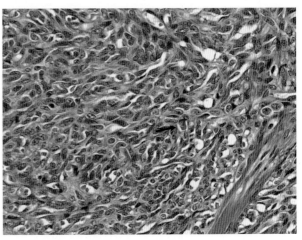

図 2. Kasabach-Merritt 症候群を伴った Kaposiform hemangioendothelioma
紡錘形細胞の増生, 毛細血管やスリット状の血管腔の形成, fibrin 血栓(矢印)がみられる.

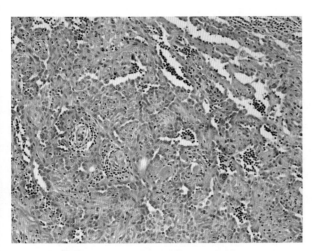

図 3. Retiform hemangioendothelioma
網状, 分枝状の血管増殖と間質のリンパ球の浸潤性が特徴である.

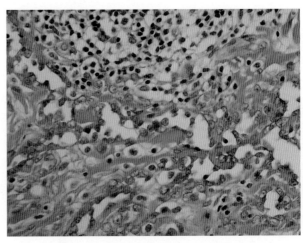

図 4. Retiform hemangioendothelioma
血管内皮細胞の核の腫大を認めるが, 目立った異型や核分裂像はみられない. 間質にリンパ球浸潤を伴う.

き, 小児発生は極めて稀である. 臨床像を考慮すれば両者の鑑別は比較的容易である.

予後は, 部位, 大きさ, Kasabach-Merritt 症候群や出血の有無に関連する. 皮膚, 皮下の症例では完全切除で治癒する. 小児例で後腹膜に発生し大型化したものや Kasabach-Merritt 症候群を伴うものは予後不良である.

2. 網状血管内皮腫(retiform hemangioendothelioma)

1994 年の Calonje らの記載以来, まだ数 10 例の報告しかない稀な腫瘍である[5)6)]. 若年者, 中年の四肢や躯幹の皮膚や皮下に発生する. 緩徐な発育を示す赤色腫瘍で, 通常 3 cm 大以下である. 後述の papillary intralymphatic angioendothelioma との類似点も多く, その adult counterpart ともいわれる.

組織学的には浸潤性病変で精巣網に類似する網状, 分枝状の血管増殖, hobnail 様の血管内皮細胞, 間質および一部血管腔内のリンパ球の浸潤を特徴とする(図 3, 4). これらの血管内皮には目立った細胞異型, 多型性や核分裂像はみられない. ときに一部で血管形成の乏しい充実性増殖を

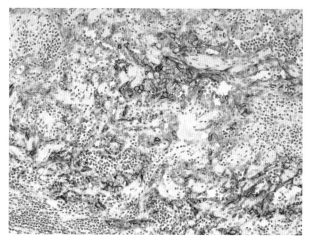

図 5. Retiform hemangioendothelioma
びまん性の D2-40 陽性像がみられる.

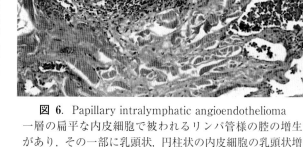

図 6. Papillary intralymphatic angioendothelioma
一層の扁平な内皮細胞で被われるリンパ管様の腔の増生
があり，その一部に乳頭状，円柱状の内皮細胞の乳頭状増
殖像をみる．間質に巣状リンパ球浸潤を伴う.

みる．免疫組織学的には CD31，CD34，ERG など
の血管内皮マーカーや D2-40 が陽性である（図5）.

Hemangioma とは浸潤性発育と網状パターン
を示す点，angiosarcoma とは細胞異型の欠如より
区別される．広範切除がなされない限り，本腫瘍
の多くは，長期間にわたり再発を繰り返す．ごく
稀にリンパ節や近傍の軟部組織へ転移するが，現
在のところ遠隔転移や腫瘍死の報告はない.

3．乳頭状リンパ管内血管内皮腫（papillary intralymphatic angioendothelioma）

同義語として Dabska tumor，malignant endo-
thelial papillary angioendothelioma，hobnail
hemangioendothelioma がある．20 歳以下，主に
小児の真皮や皮下に発生する極めて稀な heman-
gioendothelioma である[7)8)].

組織学的には，一層の扁平な血管内皮細胞で被
われる拡張血管ないしリンパ管の増殖があり，そ
の内腔に hyaline core を伴った円柱状血管内皮の
乳頭状，房状，花冠状あるいは hobnail 様の増殖
像をみる（図6）．細胞異型に乏しく核分裂像は稀
である．血管内外にリンパ球の浸潤を伴うことが
多い．本腫瘍の部分像は angiosarcoma，retiform
hemangioendothelioma や hobnail hemangioma な
どの種々の良性の血管性腫瘍で認められるので，
臨床像，全体の組織像，細胞異型の程度を十分に
吟味して診断することが大切である．一方では，

本腫瘍は独立した entity ではなく heterogeneous
な血管病変の可能性もある．組織発生としてリン
パ管由来説がある[8)].

広範切除症例では予後が良好である．稀にリン
パ節転移，腫瘍死の報告がある[7)8)].

4．複合血管内皮腫（composite hemangioen-dothelioma）

局所浸潤性を示す極めて稀な腫瘍で，約20例の
報告をみるのみである[9)10)]．組織学的に良性，中間
悪性，悪性の血管性腫瘍の像が複合してみられる
ものをいう．成人の四肢末端に好発し，真皮，皮
下に浸潤性結節を形成する．Epithelioid heman-
gioendothelioma（図7），retiform hemangioendo-
thelioma（図8），spindle cell hemangioma，low
malignancy angiosarcoma，arteriovenous malfor-
mation，hemangioma，lymphangioma などの像
が種々の割合で混在してみられる．前 2 者の複合
例が最も多い．約半数の例で再発がみられ，1 例
ではリンパ節と軟部組織に転移している．一般的
に予後は構成される腫瘍成分の組み合わせとの関
連性は乏しく，通常の angiosarcoma ほど悪くは
なく腫瘍死の報告例もない[9)10)].

5．Kaposi 肉腫（Kaposi sarcoma）

地中海沿岸に多い古典型，散発型，臓器移植型
などがあるが，現在では AIDS に関連するもの
（赤道アフリカ地方型，男性同性愛者例も含む）が

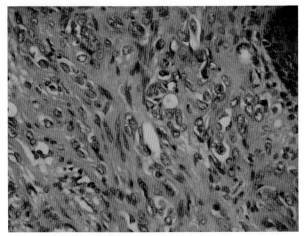

図 7. Composite hemangioendothelioma
Epithelioid hemangioendothelioma 成分. 軽度の異型を示す上皮様細胞がコード状, 小胞巣状に増殖し, 細胞質内に境界明瞭な空胞を有する.

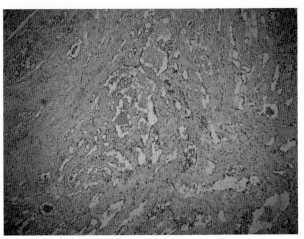

図 8. Composite hemangioendothelioma
Retiform hemangioendothelioma 成分. 網状の血管の増殖を示す.

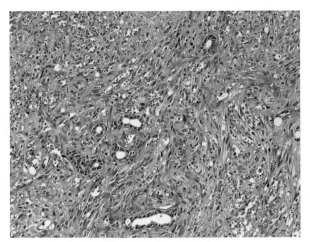

図 9. Kaposi sarcoma
皮膚付属器近傍のスリット状, また薄壁性の血管増生, 紡錘形細胞の束状増生を特徴とする.

う. 免疫組織学的に CD34 と D2-40 が陽性で, 一部の細胞が CD31, 第VIII因子関連が陽性である[11]. 初期では炎症との鑑別で難渋しやすい. その他, 肉芽組織, pyogenic granuloma, spindle cell hemangioma, Kaposiform hemangioendothelioma, angiosarcoma との鑑別を要する.

また, human herpes virus type 8 がほぼ全例で陽性であり鑑別診断に有用で, また組織発生上興味深い[12]. 自然消失, 退縮例もあり, 成因として多様で, 腫瘍説, 反応性増殖説, リンパ管内皮説, 血管内皮説などがある. 臨床像, AIDS, 同性愛の有無, 病変の分布を考慮に入れ診断することが肝要である. 予後は比較的良好である.

6. 偽筋原性(類上皮肉腫様)血管内皮腫(pseudomyogenic(epithelioid sarcoma-like) hemangioendothelioma)

最も新しい hemangioendothelioma で約60例の報告がある. 稀に転移する[13]. 若年者(平均30歳), 男性に好発し, 複数の部位に腫瘍が発生する. 四肢と体幹に好発する. 半数は有痛性である. 皮膚, 皮下組織に病変をみることが多く, 約50%の症例では筋層内にもみられ, 約20%では骨にも融解性の腫瘍をみる.

肉眼的には境界不明瞭な灰白色ないし白色硬の腫瘍である. 1ないし2.5 cm大のことが多い. 組織学的には浸潤性の増殖を示し, myogenic tumor

最も多い. 日本では沖縄で古典的症例がしばしばみられる. どの組織, 臓器でも発生がみられるが, 多数の病変を形成する. 本腫瘍の転移は稀で, 多くが同時ないし異時性の多発病変と推定される. 皮膚での頻度が高く, 肉眼像は病期により斑状(macula), 扁平隆起(plaque), 結節(nodular)病変に分けられる.

組織学的には, 皮膚付属器近傍のスリット状また薄壁性の血管増生, 紡錘形細胞の束状増生を特徴とする(図9). Hyaline globule の形成, 間質でのリンパ球, 形質細胞の浸潤, 赤血球の遊出を伴

や epithelioid sarcoma に類似する．紡錘形細胞の
シート状，錯走状，束状の増殖よりなる．腫瘍細
胞は顆粒状の核，小型の核小体と好酸性の豊富な
細胞質を有し横紋筋芽細胞様である（図 10）．一部
で類上皮様細胞の増殖像を認める．細胞異型は軽
度で核分裂像は稀である．約 10％の症例では多形
性を認める．間質は線維性でときに粘液腫状を呈
し，約半数の症例での好中球の浸潤をみる．

　免疫組織学的には keratin AE1/AE3 と FLI1 が
びまん性に陽性である．約 50％の症例で CD31 が
陽性で，約 30％では一部で SMA が陽性である．
MNF116，EMA，S100 蛋白，CD34，desmin は
陰性であり，INI1 は陽性である．SERPINE1-
FOSB の融合遺伝子があり，免疫染色で FOSB が
陽性となり診断に有用である[14]．鑑別診断として
epithelioid sarcoma と区別する必要がある．Epi-
thelioid sarcoma では地図状の壊死が特徴的で，
中等度以上の細胞異型を示す．MNF116，EMA，
S100 蛋白，CD34，desmin は陽性であり，INI1 は
陰性である．

　治療は完全な切除である．約 60％の患者で 1 な
いし 2 年後に局所再発がみられ，また同じ領域で
新たな同一病変が生じている[13]．1 例でリンパ節
転移を，2 例で遠隔転移し 7 年後，16 年後に腫瘍
死している．転移部は肺，骨，頭蓋骨と軟部組織
である．

悪性血管性腫瘍

1．類上皮血管内皮腫（epithelioid hemangio-endothelioma）

　血管中心性の発育傾向を示す悪性血管性腫瘍で
ある．組織学的には上皮様血管内皮細胞の索状増
殖と粘液硝子化を示す間質よりなり，分子学的に
WWTR1-CAMTA1 融合遺伝子を特徴とする[15]．

　小児を除くいずれの年代にもみられ，10 歳代に
多く，やや男性に頻度が高い．孤立性の腫瘍で四
肢，躯幹や頭頸部の表層部，深部に発生する．約
半数の症例は小型ないし中等大の静脈に関連して
発生する[16]．ときに有痛性で浮腫や血栓性静脈炎

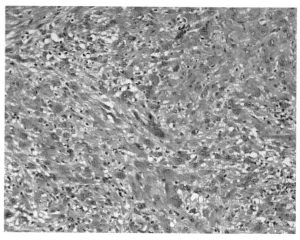

図 10．Pseudomyogenic hemangioendothelioma
紡錘形細胞のシート状，錯走状，束状の増殖で，腫瘍細胞
は顆粒状の核，小型の核小体と好酸性の豊富な細胞質を
有する．横紋筋性腫瘍や epithelioid sarcoma に類似する．

を合併する．深部発生では石灰化を伴うことがあ
る．予後は他の hemangioendothelioma に比べて
不良で，通常の angiosarcoma よりは良好であ
る[16]．しばしば転移をきたすが，真の転移なのか
多中心性発生なのか明らかでない症例もある．分
子学的に t(1 ; 3)(p36.3 ; q25)の報告がある[17]．

　肉眼的に浸潤性に発育し，境界不明な白色充実
性の腫瘤の形成を示す．組織学的にしばしば血管
と関連して内腔の狭窄や血管周囲へ浸潤性発育を
示し線維化を伴う（図 11）．軽度ないし中等度の異
型を示す上皮様細胞，組織球様細胞がコード状，
索状，小胞巣状，ときには管腔状に増殖し，間質
は粘液腫状，硝子様，また軟骨基質様である（図
12）．腫瘍細胞による明らかな，あるいは整然とし
た血管腔の形成は稀である．腫瘍細胞の核は類円
形，不整形で細胞質は好酸性ないし淡明である．
最も特徴的なのは細胞質内に境界明瞭な空胞を有
することで，しばしばその中に赤血球をいれ，
primitive な血管形成が示唆される（図 13）．Signet
ring cell carcinoma に類似する．核分裂像は少数
である．深部発生例では，ときに周囲に反応性骨
形成や破骨細胞の出現を伴う．10％以下の症例で
は高度の核異型，核分裂像（2/10 HPF 以上），紡
錘形の腫瘍細胞の出現，壊死巣，また小型細胞の
充実性増殖よりなる angiosarcoma 様部分の混在

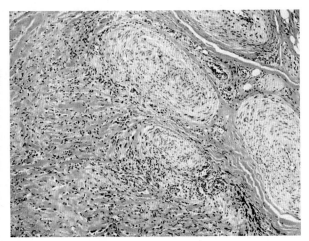

図 11. Epithelioid hemangioendothelioma
血管周囲での類円形細胞の浸潤性発育を示し，間質の
線維化を伴う．

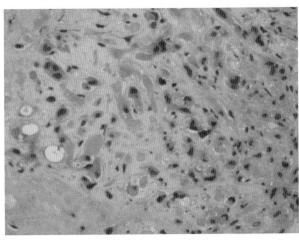

図 12. Epithelioid hemangioendothelioma
類円形，不整な核を有する上皮様細胞のコード状，
索状，小胞巣状増殖を認め，間質は粘液腫状，硝子様，
また軟骨基質様である．

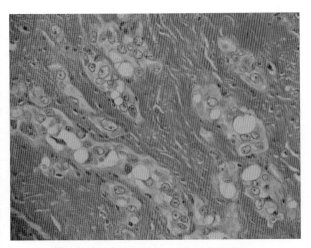

図 13. Epithelioid hemangioendothelioma
軽度ないし中等度の異型を示す上皮様細胞がコード状，
小胞巣状に増殖し，細胞質内に境界明瞭な空胞を有する．

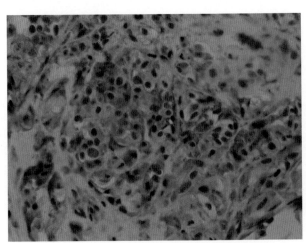

図 14. Epithelioid hemangioendothelioma
核の CAMTA1 陽性像が本腫瘍に特徴的である．

がみられ，臨床的に aggressive な経過を示す傾向
がある（いわゆる atypical or malignant epitheli-
oid hemangioendothelioma）[16]．

　免疫組織化学的に CD31，CD34，FLI1，FOSB，
ERG など多くの血管内皮マーカーが陽性である．
これらは第 8 凝固因子関連抗原より sensitivity が
優れ，信頼性が高い．リンパ管マーカーである
D2-40 は一部の症例が陽性である[11]．核の
CAMTA1 陽性像が本腫瘍に特徴的である（図
14）[9]．一部の症例では TFE3 のびまん性発現がみ
られる[18]．また注意すべき点として，約 1/4 の症

例では keratin7，8，18 や EMA が陽性であり，
癌との鑑別が問題になる．

　分子学的に特徴的な転位 t（1；3）（p36；q23-25）
を示す．*WWTR1* in 3q23-24 と *CAMTA1* in
1P36 の融合よりなる[17)~20)]．この融合遺伝子は本
腫瘍に特異的で 90％ 以上の症例でみられる．
Exon 3 or 4 of *WWTR1* と exon 8 or 9 of CAMTA1
の融合よりなる亜型もある．また，稀に *YAP1-
TRE3* 融合遺伝子を示す症例もあり，免疫組織学
的に TFE3 のびまん性発現がみられ，CAMTA1
は陰性である[18)21)]．これらの検索より多発性腫瘍

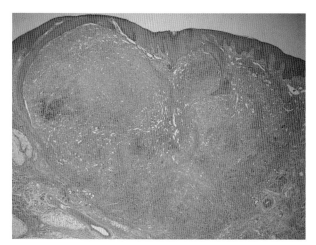

図 15. Cutaneous epithelioid angiomatous nodule
病変の局在は真皮にあり，境界明瞭な多結節状の発育
を示す．

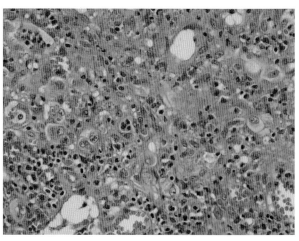

図 16. Cutaneous epithelioid angiomatous nodule
類円形細胞の小胞巣状，上皮様の増生を示し，間質には
好酸球，リンパ球浸潤を認める．

は multiple origin ではなく，1 つの原発巣とその
転移腫瘍であるとする報告もある[21]．

　鑑別診断として癌（主として腺癌）と類上皮血管
腫（epithelioid hemangioma）と cutaneous epithe-
lioid angiomatous nodule が挙げられる．癌ではよ
り異型が強く核分裂像も多い．壊死，間質の線維
化，炎症性細胞の浸潤がみられる．血管内皮マー
カーが陰性で，種々の上皮性マーカーが陽性で粘
液も証明されることが多い．Epithelioid hemangi-
oma はスペクトルムが広く，良性腫瘍のみならず
反応性病変を含む．血管に発生することも多い．
上皮様の血管増生，その周囲のリンパ球や好酸球
の浸潤，リンパ濾胞の形成を特徴とする．細胞に
富む症例は epithelioid hemangioendothelioma と
誤診されやすいので注意を要する．Cutaneous
epithelioid angiomatous nodule[22]の局在は真皮に
あり，境界明瞭な多結節状の発育を示す（図 15）．
類円形細胞の小胞巣状，上皮様の増生を示し，間
質にはしばしば好酸球，リンパ球浸潤を伴う（図
16）．

　Epithelioid hemangioendothelioma は概して
hemangioma と angiosarcoma の中間的な生物学
的態度を示す．通常の epithelioid hemangioendo-
thelioma，異型ないし malignant epithelioid
hemangioendothelioma を含めて局所再発は 10〜
15％，転移は 20〜30％，腫瘍死は 10〜20％であ

る[16]．皮膚原発症例の予後は予後良好である．

2．血管肉腫（angiosarcoma）

　通常，高齢者の皮膚に好発するが，いかなる部
位からも発生しうる．高悪性腫瘍で，1 年生存率
は約 50％である．皮膚では頭頸部，特に頭蓋が好
発部で，再発を繰り返し高頻度で肺転移をきた
す．軟部では四肢，腹腔に好発し，しばしば類上
皮パターン（類上皮血管肉腫，epithelioid angiosar-
coma）を示す．乳癌患者の上肢で，腋窩リンパ節
郭清術後のリンパ浮腫（lymph edema）に angio-
sarcoma が合併する Stewart-Traves 症候群は有
名である．乳腺も好発部であるが，他の部位と異
なり一見 hemangioma 様の像を，特に周辺部で呈
することがあるので underdiagnosis をしないよ
う注意を要する．

　組織学的には，一般的に浸潤性増殖を示し，吻
合状，スリット状，乳頭状，管腔状の血管腔の形
成，血管への分化像をみる．分け入るような浸潤
パターン，内皮細胞の異型，重層化が診断のポイ
ントとなる．壊死，核分裂像も多く，上皮様配列，
充実性増殖，紡錘形細胞の増殖もしばしば認める
（図 17〜19）．免疫組織学的には，CD31（図 20），
CD34，ERG，FLI1 が陽性のことが多い．D2-40
は上皮様の像を示す症例で陽性になる傾向があ
る．複数の血管内皮マーカーによる検討が肝要で
ある．Epithelioid angiosarcoma（図 21）では 40〜

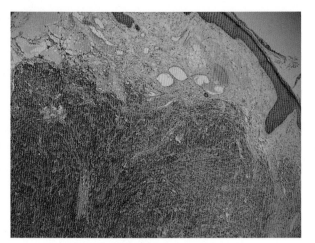

図 17. 前額部皮膚の angiosarcoma
真皮の浸潤性腫瘍で, 上皮様, 索状, 充実性の増殖を示す.

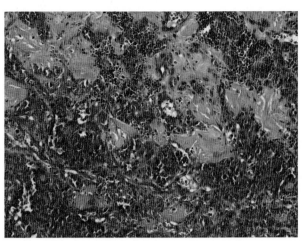

図 18. Angiosarcoma
異型細胞がスリット状, 吻合状, 充実性の増殖を示し
血管への分化像をみる.

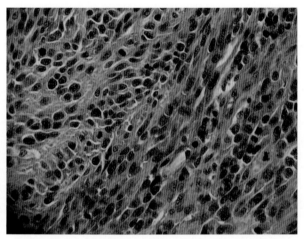

図 19. Angiosarcoma
異型細胞が主として索状に増殖し, 一部でスリット状の
血管を形成する. 多数の核分裂像がみられる.

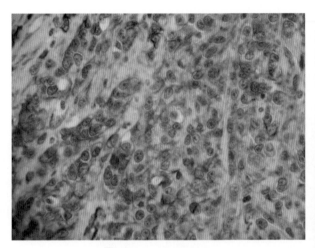

図 20. Angiosarcoma
CD31 のびまん性陽性像を示す.

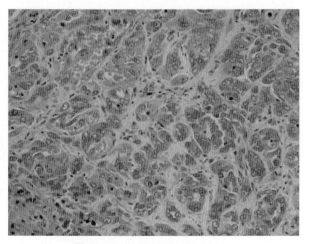

図 21. Epithelioid angiosarcoma
上皮様細胞の索状, 小胞巣状の増殖よりなり,
腺癌様の像を示す.

50%の例で keratin や EM が陽性となり, 転移性
腺癌との鑑別が肝要である.

Cutaneous angiosarcoma の一部で, NUP160-
SLC46A3 融合遺伝子が報告されている[23]. 多くの
放射線照射後の angiosarcoma では MYC gene
amplification がみられる[24].

Angiosarcoma の鑑別診断として epithelioid
hemangioendothelioma と metastatic adenocarci-
noma が挙げられる. Epithelioid hemangioendo-
thelioma は上皮様細胞の索状, 小胞巣状, signet
ring cell-like cell の増生, chondromyxoid な間質
が特徴的である. Angiosarcoma では壊死, 出血,
変性像を認める. 細胞異型は症例によって異なり

鑑別点とはなりがたい．Metastatic adenocarci-
noma では組織学的に腫瘍性血管形成はみられ
ず，血管内皮マーカーは陰性である．

　Angiosarcoma の予後は不良である．約半数の
患者は 1 年以内に腫瘍死する．局所再発は 20％，
遠隔転移は約 50％である．高齢者，後腹膜，大型
の腫瘍では予後がより不良である．組織学的に上
皮様細胞，壊死，断端陽性は不良因子である[15]．

文　献

1) Zukerberg LR, Nickoloff BJ, Weiss SW, et al：
Kaposiform hemangioendothelioma of infancy
and children：an aggressive neoplasm associated
with Kasabach-Merritt syndrome and lymphan-
giomatosis. Am J Surg Pathol, 17：312-328, 1993.

2) Tsang WYW, Chan JKC：Kaposi-like infantile
hemangioendothelioma；a distinctive vascular
neoplasm of the retroperitoneum. Am J Surg
Pathol, 15：982-989, 1991.

3) Fukunaga M, Endo Y, Masui F, et al：Kaposi-
form hemangioendothelioma associated with
Kasabach-Merritt syndrome. Histopathology,
28：281-284, 1996.

4) 福永真治：中間悪性および悪性血管性腫瘍の臨床
病理．病理と臨床，23：1297-1302，2005.

5) Calonje E, Fletcher CD, Wilson-Jones E, et at：
Retiform hemangioendothelioma；a distinctive
from of low-grade angiosarcoma delineated in a
series of 15 cases. Am J Surg Pathol, 18：115-
125, 1994.

6) Fukunaga M, Endo Y, Masui F, et al：Retiform
hemangioendothelioma. Virchows Arch, 428：
301-304, 1996.

7) Dabska M：Malignant endovascular papillary
angioendothelioma of the skin in childhood；clin-
icopathological study of 6 cases. Cancer, 24：
503-510, 1969.

8) Fanburg-Smith JC, Michal M, Partanen TA, et
al：Papillary intralymphatic angioendothelioma
（PILA）；a report of twelve cases of a distinctive
vascular tumor with phenotypic features of lym-
phatic vessels. Am J Surg Pathol, 23：1004-1010,
1999.

9) Fukunaga M, Suzuki K, Saegusa N, et al：Com-
posite hemangioendothelioma：report of 5 cases
including one with associated Maffucci syn-
drome. Am J Surg Pathol, 31：1567-1572, 2007.

10) Nayler SJ, Rubin BP, Bekir S, et al：Composite
hemangioendothelioma：a complex low-grade
vascular lesion mimicking angiosarcoma. Am J
Surg Pathol, 24：352-361, 2000.

11) Fukunaga M：Expression of D2-40 in lymphatic
endothelium of normal tissues and in vascular
tumours. Histopathology, 46：396-402, 2005.

12) Nuovo M, Nuovo G：Utility of HHF-8 RNA
detection for differentiating Kaposi's sarcoma
from its mimics. J Cutan Pathol, 28：248-255,
2001.

13) Hornick JL, Fletcher CD：Pseudomyogenic
hemangioendothelioma：a distinctive often mul-
ticentric tumor with indolent behavior. Am J
Surg Pathol, 33：48-57, 2003.

14) Hung YP, Fletcher CD, Hornick JL：POSB is a
useful diagnostic marker for pseudomyogenic
hemangioendothelioma. Am J Surg Pathol, 41：
596-606, 2017.

15) The WHO Classification of Tumorous Editorial
Board（ed）：WHO Classification of Tumours.
Pathology and genetics of tumours of soft tissue
and bone. 5th ed, IRAC Press, Lyon, pp. 156-178,
2020.

16) Mentzel T, Beham A, Calonje E, et al：Epitheli-
oid hemangioendothelioma of the skin and soft
tissues；clinicopathologic and immunohisto-
chemical studies of 30 cases. Am J Surg Pathol,
21：363-374 1997.

17) Mendick MR, Nelson M, Pickering D, et al：
Translocation t（1；3）（p36.3；q25）is a nonran-
dom aberration in epithelioid hemangioendothe-
lioma. Am J Surg Pathol, 25：684-687, 2001.

18) Antonescu CR, Le Loarer F, Mosquera JM, et
al：Novel YAP1-TFE3 fusion defines a distinct
subset of epithelioid hemangioendothelioma.
Genes Chromosomes. Cancer, 52：775-784, 2013.

19) Errani C, Sung YS, Zhang L, et al：Monoc1onali-
ty of multiple epithelioid hemangioendothelioma
of the liver by analysis of WWTR1-CAMTA1
Breakpoints. Cancer Genetics, 205：12-17, 2012.

20) Tanas MR, Sboner A, Oliveria AM, et al：Identi-
fication of disease-defining gene fusion in epi-

thelioid hemangioendothelioma. *Sci Transl Med*, **3**：98 ra82, 2011.

21）Deyrup AT, Tighiouart M, Montag AG, et al：Epithelioid hemangioendothelioma of soft tissue：a proposal for risk stratification based on 49 cases. *Am J Surg Pathol*, **32**：924-927, 2008.

22）Brenn T, Fletcher CD：Cutaneous epithelioid angiomatous nodule：a distinct lesion in the morphologic spectrum of epithelioid vascular tumors. *Am J Dermatopathol*, **26**：14-21, 2004.

23）Shimozono N, Jinnin M, Masuzawa M, et al：NUP160-SLC43AA3 is a novel recurrent fusion oncogene in angiosarcoma. *Cancer Res*, **75**：4458-4465, 2015.

24）Fernandez AP, Sun Y, Tubbs RR, et al：ISH for MYC amplification and anti-MYC immunohistochemistry：useful diagnostic tools in the assessment of secondary angiosarcoma and atypical vascular proliferations. *J Cutan Pathol*, **39**：234-242, 2012.

MB Derma, **306**：63-70, 2021.

◆特集／これだけは知っておきたい 軟部腫瘍診断

Pericytic (perivascular) tumors および
Smooth (/skeletal) muscle tumors

安齋眞一[*]

Key words：周皮細胞腫瘍（(myo)pericytic tumors），平滑筋腫瘍（smooth muscle tumors），横紋筋腫瘍（skeletal muscle tumors），glomus 腫瘍（glomus tumor），血管平滑筋腫（angioleiomyoma），皮膚平滑筋腫（cutaneous leiomyoma）

Abstract 2018 年の WHO 分類での (myo)pericytic tumours に分類されている腫瘍である，glomus 腫瘍（glomus tumor），筋周皮腫（myopericytoma），血管平滑筋腫（angioleiomyoma）に加え，筋線維腫（myofibroma）について解説した．Glomus tumor, myopericytoma, angioleiomyoma, myofibroma は，類似した細胞で構成されており，ときに所見がオーバーラップするような症例もある．さらに平滑筋腫瘍として，皮膚平滑筋腫（cutaneous leiomyoma）について述べた．皮膚平滑筋肉腫（cutaneous leiomyosarcoma）（異型平滑筋腫瘍：atypical smooth muscle tumor）については，軟部平滑筋肉腫（leiomyosarcoma soft tissue）も含めて解説した．最後に横紋筋肉腫（rhabdomyosarcoma）についても説明した．

本稿では，2018 年の WHO 分類[1]で(myo)pericytic tumours に分類されている腫瘍である，glomus 腫瘍（glomus tumor）[1]，筋周皮腫（myopericytoma）[2]，血管平滑筋腫（angioleiomyoma）[3]に加え，類縁疾患として筋線維腫（myofibroma）[4]および皮膚平滑筋腫（cutaneous leiomyoma）[5]と皮膚平滑筋肉腫（cutaneous leiomyosarcoma）（異型平滑筋腫瘍：atypical smooth muscle tumor）[6]についても解説する．Glomus tumor, myopericytoma, myofibroma, angioleiomyoma は，類似した細胞で構成されており，ときに所見がオーバーラップするような症例もある．さらに，横紋筋肉腫（rhabdomyosarcoma）についても簡単に触れる．

Glomus 腫瘍（glomus tumor）

Glomus 装置にある glomus 細胞に類似した細胞が，血管を取り巻くように増加して構成される腫瘍である．臨床病理学的に，充実型（solid type），

* Shin-ichi ANSAI, 〒211-8533 川崎市中原区小杉町 1-396 日本医科大学武蔵小杉病院皮膚科，教授／同病院皮膚病理診断室，室長

静脈奇形（glomuvenous malformation）（glomus 血管腫：glomangioma），glomus 血管筋腫（glomangiomyoma）の 3 型に分類される[1]．

臨床像としては，充実型は正常の glomus 装置のある指趾，特に爪下に好発し，通常圧痛を伴う．単発型が多く，成人に多い．Glomus 静脈奇形は，躯幹に好発し，やや大きな病変を形成する．多発例や家族発生例はこの型が多い．家族性発生例は常染色体優性遺伝性で，*GLMN*（1p22.1）の不活化変異がみられる[7]．NF-1 に伴う例では，*NF-1* の両アレル不活化が報告されている．

病理組織学的には，円形あるいは立方形の明るい好酸性あるいは両染性の細胞質を持ち，円形の核が細胞の中心にみられる，いわゆる glomus 細胞の増加が特徴である（図1, 2）．ときに腫瘍細胞が類上皮様あるいは oncocyte 様となる例の報告もある．充実型では，全体構築は比較的境界明瞭であるが，被膜はない．Glomus 細胞がシート状に増加し，間質の硝子化やムチンの貯留がみられる．小型の血管腔の増加もみられる（図1）．ときに多数の神経線維や肥満細胞の浸潤を伴う．Glo-

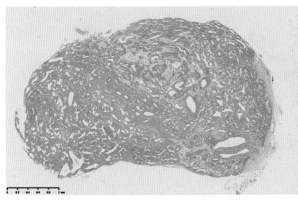
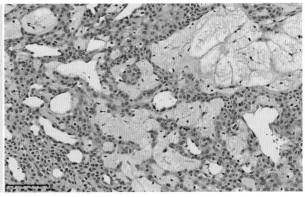

図 1. 充実型の glomus tumor a｜b

被膜はないが，比較的境界明瞭な病変(a)で，円形あるいは立方形の明るい好酸性あるいは両染性の細胞質を持ち，円形の核が細胞の中心にみられる，いわゆる glomus 細胞が増加している(b)．Glomus 細胞はシート状に増加し，間質のムチンの貯留や小型の血管腔の増加もみられる(b)．

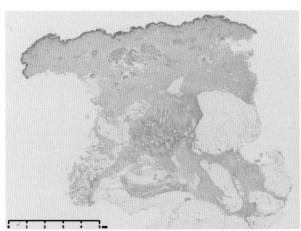
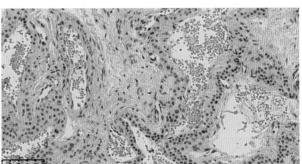

図 2. Glomus 静脈奇形 a｜b

やや境界不明瞭な病変(a)で，cavernous hemangioma に類似する大きな拡張した血管腔の周囲を glomus 細胞が取り囲むように配列している(b)．

mus 静脈奇形では，病変の境界はあまり明瞭でないことが多い．Cavernous hemangioma に類似する大きな拡張した血管腔の周囲を glomus 細胞が取り囲むように配列する(図2)．その数は充実型に比べて少ない．Glomus 血管筋腫では，充実型あるいは glomus 血管腫内に成熟した平滑筋細胞への分化像がみられる．かなり稀である．

　免疫組織化学的に glomus 細胞は，α-smooth muscle actin が陽性である．desmin，CD34，keratin，S-100 蛋白は陰性であるが，ときに病変内に S-100 蛋白陽性の神経線維がみられることがある．

　ときに核が多形性を示し，多核細胞もみられる場合があるが，核分裂像がほとんどない場合には退行性変性と考えられ，symplastic glomus tumor と呼ばれる．さらに，非常に稀な病変であるが，良性の glomus tumor に連続して肉腫様の部位がある場合，悪性 glomus tumor の可能性を考えるが，

① 大きさが 2 cm 以上で，かつ筋膜下か内臓発生である

② 異型核分裂像がある

③ 著明な核異型性があり，50 高視野倍率あたり 5 個以上の核分裂像がある

のいずれかに当てはまるものを悪性とするとされている．また，

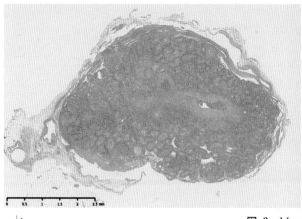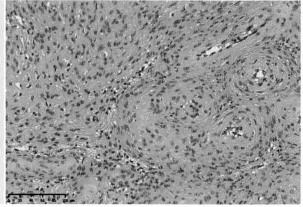

a|b
図 3. Myopericytoma
真皮内あるいは皮下の境界明瞭な結節状病変で，大小多数の血管があり，血管周皮腫様配列がみられる（a）．
病変は，異型性のない卵円形あるいは短紡錘形の好酸性あるいは両染性の細胞質を持つ細胞で構成され，腫
瘍細胞が，血管周囲に渦巻き状あるいは同心円状に配列する（b）．

① 浅在性発生だが，50 高視野倍率あたり 5 個以
　上の核分裂像がある
② 浅在性病変だが，大きさが 2 cm を超える
③ 深在性発生だが，大きさが 2 cm を超えない
場合，glomus tumor of uncertain malignant
potential として，注意深い経過観察が推奨されて
いる．

筋周皮腫（myopericytoma）

　血管周囲の筋様細胞に分化した良性腫瘍であ
る．主に中高年の四肢末梢に発生し，通常 2 cm 以
下の境界明瞭な皮下結節で，しばしば圧痛を伴
う[2][8]．
　病理組織学的には，真皮内あるいは皮下の境界
明瞭な結節状病変で，大小多数の血管があり，異
型性のない卵円形あるいは短紡錘形の好酸性ある
いは両染性の細胞質を持つ細胞で構成され，腫瘍
細胞が，血管周囲に渦巻き状あるいは同心円状に
配列することが特徴である．種々の程度の血管周
皮腫様配列がある（図 3）．腫瘍細胞は，α-smooth
muscle actin や h-caldesmon 陽性であるが，
desmin は陰性である．*ACBT-GLI1I* 融合遺伝
子[9]や *BRAF* の変異[10]などが報告されている．

血管平滑筋腫（angioleiomyoma）[3]

　平滑筋細胞の増加により壁の肥厚した血管で構

成される良性間葉系腫瘍である．成人の四肢，特
に下腿から足にかけて好発する．主に皮下脂肪組
織に，稀に真皮内に結節を形成する．しばしば，
自発痛や圧痛を伴う．単発例がほとんどで，2 cm
を超えることは稀である．AIDS 患者では多発性
病変の発生が知られている．その発症には，
Epstein-Barr ウイルスが関与しているといわれて
いる[11]．22q11.2 の欠失と Xq の増幅が多く報告さ
れている[3]．
　病理組織学的には，主に皮下，稀に真皮内の被
膜状の線維性組織を伴う境界明瞭な結節状病変で
ある．長い紡錘形で，葉巻型の長い核を持ち，核
周囲の空胞や好酸性の豊富な細胞質を持つ平滑筋
細胞が束状に種々の方向に配列し，増加する．血
管の増加を伴う．間質には平滑筋のほかに膠原線
維の増加も伴う．充実型，海綿型，静脈型の 3 型
があるが，ほとんどは充実型である．充実型では，
細隙状の血管腔の周囲に同心円状に平滑筋束が増
生し，血管から離れるに従い緩やかな束状となる
（図 4）．ときに間質の硝子化，石灰沈着，ムチン
（粘液）の貯留がみられる．また，陳旧化病変では
核の多形性がみられることがあり，退行性変化と
考えられている．血栓形成と再開通がみられるこ
ともある．さらに，腫瘍内には豊富に神経線維が
みられる．EVG 染色では，腫瘍細胞が黄色に染色
される．また，α-smooth muscle actin や desmin

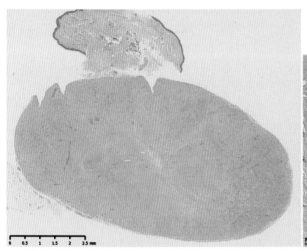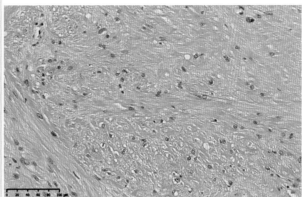

図 4. Angioleiomyoma
a | b

皮下の被膜状の線維性組織を伴う境界明瞭な結節状病変(a)で，細隙状の血管腔の周囲に同心円状に平滑筋束が増生し，血管から離れるに従い緩やかな束状となっている(b)．

が陽性になる．ときに多数の脂肪細胞を混在することがあり，angiomyolipoma と呼ばれることがあるが，結節性硬化症の腎臓に好発する腫瘍とは別のものである．

海綿型は壁の厚い拡張した血管腔を伴い，その壁から平滑筋が増殖しているようにみえる．静脈型は，明らかに正常と異なる厚い筋層を伴う壁を持つ静脈がみられる．これらは独立したものではなく，しばしば複数の亜型が合併する．

筋線維腫(myofibroma)[4]

筋線維芽細胞に分化した腫瘍細胞で構成される良性間葉系腫瘍である．小児に多いが，小児以外にも発生する．皮内あるいは皮下の結節で，単発病変が myofibroma，多発病変を myofibromatosis と診断するが，圧倒的に単発病変が多い．乳幼児に出現したものを乳幼児筋線維腫症(infantile myofibromatosis)と呼び，出生時から生後半年までに出現することが多い．乳幼児例では，内臓を含む多発性病変を形成することがある．PDG-FRB の変異が報告されている[10]．

病理組織学的には，真皮から皮下脂肪組織にかけて結節状あるいは多結節状の病変を形成する．病変は，短紡錘型の細胞が束状あるいは渦巻き状に増加して，硝子化した膠原線維の増加を伴う部分と血管の増加が目立ち，血管周囲に短紡錘型の腫瘍細胞が血管周皮腫様配列を伴って増加する部位の二相性の構築を持つ(図5)．腫瘍細胞は，α-smooth muscle actin 陽性，desmin 陰性，CD34 も原則陰性(稀に陽性になることがある)である．

皮膚平滑筋腫(cutaneous leiomyoma)[5]

皮膚に生じた良性の平滑筋腫瘍である．陰部や乳暈以外に生じたものを piloleiomyoma と呼び，陰部や乳暈に生じたものを genital type leiomyoma という．

臨床的には，いずれの病型でも皮膚色から赤褐色の硬い丘疹あるいは結節である．通常は単発であるが，piloleiomyoma では稀に多発することがある．Piloleiomyoma は四肢伸側に最も多く，次いで躯幹や頭頸部にみられる．大きさは，2 cm を超えないことが多いが，陰部発生例ではときに大型となる．陰部型では，妊娠中に腫瘍が増大することがある．多発性の piloleiomyoma はしばしば他臓器の平滑筋腫を伴い，常染色体優性遺伝性の家族発生がみられる．その場合女性では，しばしば子宮筋腫を合併する．そのような場合，Reed 症候群あるいは，hereditary leiomyomatosis and renal cell cancer syndrome と呼ばれ，fumarate hydratase の変異が証明されている[12][13]．

病理組織学的には，真皮内に境界不明瞭な病変があり，よく分化した平滑筋細胞が束状に増加す

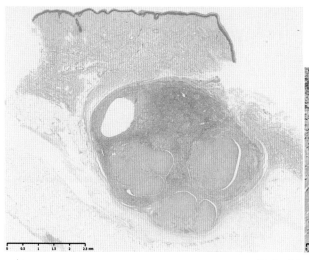
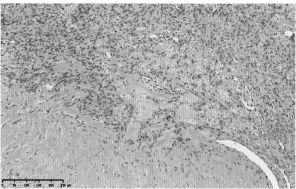

a | b

図 5. Myofibroma

皮下脂肪組織にかけての結節状の病変(a)で，短紡錘型の細胞が束状あるいは渦巻き状に増加して硝子化した膠原線維の増加を伴う部分と，血管の増加が目立ち，血管周囲に短紡錘型の腫瘍細胞が血管周皮腫様配列を伴って増加する部位の二相性の構築を持つ(b).

る．ときに結節状の病変となる．毛包の増加は伴わない．ときに表皮の肥厚を伴う．腫瘍細胞は，長い紡錘形で葉巻型の長い核を持ち，核周囲の空胞や好酸性の豊富な細胞質を持つ(図 6)．陳旧化病変では，病変の一部で腫瘍細胞の核異型性がみられることがある(symplastic piloleiomyoma). 女性外陰部に生じる例は紡錘形の核を持つことが多く，間質の硝子化を伴いやすい．腫瘍細胞は estrogen receptor や progesterone receptor を発現することが多い．腫瘍細胞は，EVG 染色で黄色に染色され(図 6-c)，α-smooth muscle actin, desmin, caldesmon が陽性となる(図 6-d).

鑑別疾患としては，平滑筋過誤腫(smooth muscle hamartoma)が挙げられる．この疾患は，生下時あるいは生後 6 か月以内に気づかれることがほとんどである．体幹や四肢近位部に出現する，1〜10 cm 程度の褐色調の多毛を伴う斑を形成する．病理組織学的には，真皮内に主に表皮に平行に走行する成熟した平滑筋線維が膠原線維間に散在して増加する．Piloleiomyoma とは，症状の発生時期が異なること，腫瘤ではなく局面を形成すること，圧痛を伴わないこと，増加する平滑筋がより無秩序に配列することから鑑別する．Becker 母斑でも，しばしば smooth muscle hamartoma の像を伴うことがある．

皮膚平滑筋肉腫(cutaneous leiomyosarcoma) (異型平滑筋腫瘍：atypical smooth muscle tumor)[6]

真皮に生じる腫瘍で，核の腫大やクロマチンの濃縮，多数の核分裂像といった特徴を有する．立毛筋に分化した腫瘍細胞で構成される病変である．不完全切除による再発はみられるが，遠隔転移はほぼないとされ，中間群(locally aggressive)に分類されている．

臨床的には，中高年の四肢伸側，体幹・頭頸部に生じる小型の単発性の皮内小結節で，ときに有痛性である．

病理組織学的には，基本的には真皮内の境界不明瞭な結節状の病変であるが，ときに脂肪織上層に及ぶことがある．病変は，錯綜する紡錘形の細胞の増殖で構成され，病変辺縁では膠原線維間に浸潤性に増殖する場合もある．腫瘍細胞は好酸性の細胞質と細長い葉巻状の核を持ち，種々の程度の異型性と種々の程度の核分裂像(高倍率 10 視野に 1 個以上)を伴うが，高度の核異型性は稀である(図 7)．腫瘍細胞は，α-smooth muscle actin, desmin, h-caldesmon が陽性となる(図 7-c)．ときに，cytokeratin も陽性になることがある．

軟部平滑筋肉腫(leiomyosarcoma of soft tis-

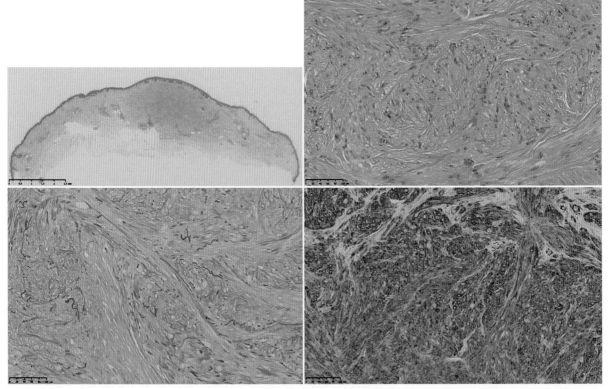

図 6. Cutaneous（pilo-）leiomyoma

a	b
c	d

真皮内に境界不明瞭な病変があり（a）, よく分化した平滑筋細胞が束状に増加する（b）. 腫瘍細胞は, 長い紡錘形で葉巻型の長い核を持ち, 核周囲の空胞や好酸性の豊富な細胞質を持つ（b）. 腫瘍細胞は, EVG 染色で黄色に染色され（c）, α-smooth muscle actin 陽性である（d）.

sue）は, 成人下肢の皮下脂肪組織や横紋筋内に好発する. 真皮発生のものに比して大型の病変を形成することが多く, 血管平滑筋が発生母地と考えられている.

病理組織学的には, 皮下あるいは筋内に境界明瞭な結節状の病変があり, 錯綜する紡錘形細胞の束状増殖で構成される. 約 1/3 の例では血管壁に連続する像が確認できる. 腫瘍細胞は, 好酸性の豊富な細胞質と細長い両端が鈍な異型性のある核を持ち, 核分裂像も散見される. 壊死を伴うことは稀である. 類上皮型, 多形型などの亜型も知られている. Cutaneous leiomyosarcoma に比べて再発や転移が多く, 予後は悪い.

横紋筋肉腫（rhabdomyosarcoma）[14]

横紋筋芽細胞の増殖からなる軟部悪性腫瘍で, 病理組織学的に胎児型（embryonal type）[14], 胞巣型（alveolar type）[15], 多形型（pleomorphic type）[16]に分類される. Embryonal type が最も多い. Embryonal type は, 10 歳以下の小児の頭頸部や泌尿生殖器に好発する. 皮膚や皮下脂肪組織に発生することは稀である. Alveolar type は, 小児や若年成人の四肢, 体幹, 鼻腔, 副鼻腔, 会陰に好発する. Pleomorphic type は, 成人の深部軟部組織に好発する. ごく稀に皮膚あるいは皮下にも発生することがある（皮膚あるいは皮下に生じた多形型の例は 13 例しか報告がない[17]）.

病理組織学的に embryonal type は, 小型類円形で細胞質に乏しい未熟な細胞から, 好酸性で豊かな細胞質を有する分化した横紋筋芽細胞までが種々の程度に混在する. 間質には粘液状の基質がみられ, 腫瘍細胞は粗密配列を示す. Alveolar type は小円形細胞からなる病変で, 腫瘍細胞胞巣が線維血管性間質によって胞巣状に区画されなが

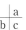

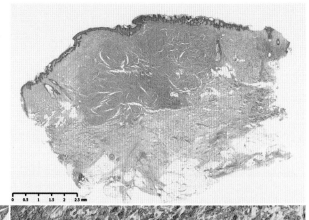

図 7.
Cutaneous leiomyosarcoma
真皮内のやや境界不明瞭な結節状の病変であり(a), 病変は, 錯綜する紡錘形の細胞の増殖で構成される(b). 腫瘍細胞は好酸性の細胞質と細長い葉巻状の核を持ち, 種々の程度の異型性と種々の程度の核分裂像を伴う(b). 腫瘍細胞は, desmin 陽性である(c).

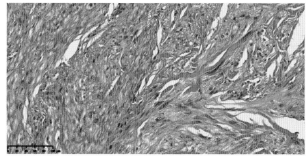

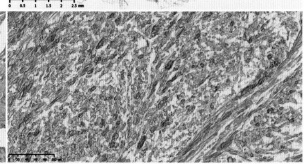

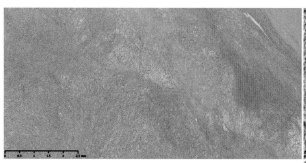

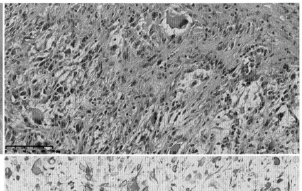

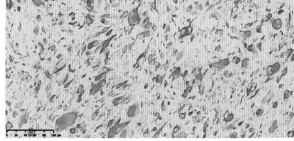

図 8.
Pleomorphic rhabdomyosarcoma
皮下の大型の腫瘍で(a), 腫瘍細胞は多形性や核異型を伴い, 円形あるいは紡錘形細胞に混じって好酸性の豊富な細胞質を持つ大型細胞がみられる(b). Desmin 陽性である(c).

ら増殖する. 腫瘍細胞は多核のこともある. Pleomorphic type は稀に皮下に生じることがある. 多形性に富む腫瘍で, 円形あるいは紡錘形細胞に混じって好酸性の豊富な細胞質を持つ大型細胞がみられる(図8). 腫瘍細胞は, desmin, myoglobin, myogenin(核に陽性), MyoD1(核に陽性)を発現するが, 症例によって発現する抗原が異なるため, 複数のものを検討する必要がある.

　種々の腫瘍で横紋筋への浸潤がみられた場合, 正常の横紋筋が病変に巻き込まれているのか腫瘍が横紋筋に分化しているかの判断には注意しなくてはならない.

文　献

1) Patterson JW, Folpe A, Jackett L：Glomus tumour and variants. World Health Organization classification of skin tumours(Elder DE, et al eds), IARC Press, Lyon, pp. 331-332, 2018.

2) Agaimy A, Luzar B, Michal M, et al：Myopericytoma and variants. World Health Organization classification of skin tumours(Elder DE, et al eds), IARC Press, Lyon, p. 333, 2018.

3) Patel RM, Requena L：Angioleiomyoma. World Health Organization classification of skin tumours (Elder DE, et al eds), IARC Press, Lyon, p. 334, 2018.

4) Agaimy A, Michal M, Wick MR：Myofibroma and myofibromatosis. World Health Organization classification of skin tumours(Elder DE, et al eds), IARC Press, Lyon, pp. 322-323, 2018.

5) Folpe A, Fullen DR：Cutaneous leiomyomas and variants. World Health Organization classification of skin tumours(Elder DE, et al eds), IARC Press, Lyon, pp. 328-329, 2018.

6) Folpe A, Elston D, Kutzner H：Cutaneous leiomyosarcoma(atypical smooth muscle tumour). World Health Organization classification of skin tumours(Elder DE, et al eds), IARC Press, Lyon, p. 330, 2018.

7) Folpe A, Fanburg-Smith JC, et al：Atypical and malignant glomus tumors：analysis of 52 cases, with a proposal for the reclassification of glomus tumors. *Am J Surg Pathol*, **25**：1912, 2001.

8) 福本隆也, 安齋眞一, 木村鉄宣：筋周皮腫(myopericytoma)：10 例の検討と疾患概念の考察. 日皮会誌, **119**：327-335, 2009.

9) Dahlen A, Fletcher CD, Mertens F, et al：Activation of the GLI1 incogene through fusion with the beta-actin gene(ACTB)in a group of distinctive pericytic neoplasms：pericytoma with t (7；12). *Am J Pathol*, **164**；1645-1663, 2004.

10) Agaimy A, Bieg M, Michal M, et al：Reccurent somatic PDGFRB mutations in sporadic infantile/solitary adult myofibromas but not in angioleiomyomas and myopericytomas. *Am J Surg Pathol*, **41**：195-203, 2017.

11) Chung JZ, Wang CS, Hung CC, et al：Multiple Epstein-Barr virus-associated subcutaneous angioleiomyomas in a patient with acquired immunodeficiency syndrome. *Br J Dermatol*, **147**：563-567, 2002.

12) Bayley JP, Launonen V, Tomlinson IP：The FH mutation database：an online database of fumarate hydratase mutations involvedin the MCUL (HLRCC)tumor syndrome and congenital fumarase deficiency. *BMC Med Genet*, **9**：20, 2011.

13) Gardie B, Remenieras A, Kattygnarath D, et al：Novel FH mutations in families with hereditaery leiomyomatosis and renal cell cancer(HLRCC) and patient with isolated type 2 papillary renal cell carcinoma. *J Med Genet*, **48**：226-234, 2011.

14) Parham DM, Barr FG：Embryonal rhabdomyosarcoma. World Health Organization classification of tumours of soft tissue and bone(Fletcher CDM, et al eds), IARC Press, Lyon, pp. 127-129, 2013.

15) Parham DM, Barr FG：Alveolar rhabdomyosarcoma. World Health Organization classification of tumours of soft tissue and bone(Fletcher CDM, et al eds), IARC Press, Lyon, pp. 130-132, 2013.

16) Parham DM, Barr FG：Pleomorphic rhabdomyosarcoma. World Health Organization classification of tumours of soft tissue and bone(Fletcher CDM, et al eds), IARC Press, Lyon, pp. 132-133, 2013.

17) Watanabe M, Ansai S, Iwakiri I, et al：Case of pleomorphic rhabdomyosarcoma arising from subcutaneous tissue in an adult patient：review of the literature on 13 cutaneous or subcutaneous cases. *J Dermatol*, **44**：59-63, 2017.

MB Derma, 306：71-77, 2021.

◆特集／これだけは知っておきたい 軟部腫瘍診断
Peripheral nerve sheath tumors

柳原茂人*

Key words：神経系腫瘍(peripheral nerve tumors)，神経鞘腫(schwannoma)，神経線維腫(neurofibroma)，悪性末梢神経鞘腫瘍(malignant peripheral nerve sheath tumor；MPNST)，鑑別診断(differential diagnosis)，遺伝子異常(genetic defect)

Abstract　神経系の腫瘍の病理組織学的診断にあたる際は，正常末梢神経の組織像においてみられる細胞である Schwann 細胞，神経内膜細胞，神経周膜細胞，線維芽細胞の形態を知っておくことが必要である．本稿では，臨床上よくみられる神経系腫瘍として代表的な schwannoma, neurofibroma をはじめとし，perineurioma, granular cell tumor, nerve sheath myxoma, solitary circumscribed neuroma, cutaneous meningioma, hybrid peripheral nerve sheath tumor, traumatic neuroma, malignant peripheral nerve sheath tumor, malignant granular cell tumor にも触れ，組織学的所見について鑑別も含めて解説する．

Schwannoma（神経鞘腫）

【臨　床】

40〜50 歳代の男女の四肢屈側，頭部，顔面，頸部に好発する．体幹には少ない．

末梢神経から発生するものは，単発あるいは念珠状に連なって多発する結節として，境界鮮明で弾性に富む硬く，可動性が良好な結節，腫瘤が皮下に触れ，圧痛を伴うことがしばしばある．

【病理組織学的所見】

線維性被膜に囲まれた境界明瞭な類円形〜紡錘形の腫瘤．細長い長円形の核を持った紡錘形の腫瘍細胞が増殖する．核小体は不明瞭で，核分裂像はごく稀である．核の多形性をしばしば認めるが，悪性所見とはとらわれず，一種の退行性変化と考えられている．腫瘍細胞が密に増殖する部位：Antoni A 型（図 1）と浮腫状のムチンに富んだ間質を持ち細胞成分が少ない部位：Antoni B 型

（図 2）と呼ばれ，腫瘍の中に両者が混在する（図 3）．

腫瘍細胞が平行に密に並んで増殖し，palisading rearrengement を認めることがある．腫瘍細胞の境界は判別できないために，核の配列に囲まれた好酸性無構造部分ができる，これは Verocay body と呼ばれ神経鞘腫の特徴でもある．免疫組織化学染色では，S-100 蛋白，SOX10 が強陽性となり，perineural capsule は EMA に陽性となる．

Schwannoma には病理組織学的バリアントがいわれており，以下に紹介する．

Ancient schwannoma：経過が長いことで，退行性変化を伴うことがある．腫瘍内の拡張血管，血栓形成，血管壁の硝子化．出血後のヘモジデリン沈着や泡沫細胞の出現など．嚢腫形成や粘液変性などが高じると schwannoma の診断も難しくなることもある．

Plexiform schwannoma：蔓状に連なる他結節性の病変をつくることがある．被膜で囲まれた結節の中は通常か細胞密度の高い schwannoma で，Antoni A 型領域が主体となって現れる．

Cellular schwannoma：通常の schwannoma

* Shigeto YANAGIHARA，〒589-8511 大阪狭山市大野東 377-2　近畿大学医学部皮膚科学教室，講師

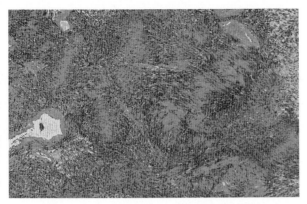

図 1. Schwannoma Antoni A 型（HE×100）

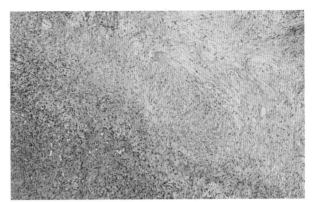

図 2. Schwannoma Antoni B 型（HE×100）

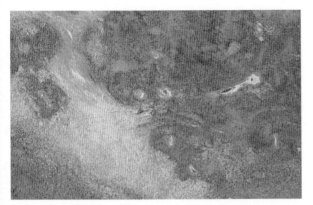

図 3. Schwannoma（HE×40）

より細胞密度が高く，Antoni B 型領域は目立たない．核の多形性や少ないが核分裂像も認められ，spindle cell sarcoma との鑑別が論点になる．Malignant peripheral nerve sheath tumor（MPNST）との鑑別は S-100 蛋白がびまん性に陽性となるところと，わずかに出現する Antoni B 型領域を見つけることである．

【遺伝子異常】

　癌抑制因子 NF2，LZTR1，SMARCB1 の機能欠失型変異が schwannoma 感受性と関連があるといわれる．

【鑑別診断】

　臨床的には，ganglion cyst, nerve sheath myxoma, angiolipoma, atheroma などの皮下腫瘤が鑑別に挙がるが，病理組織所見で判断がつく．腫瘍の中に Antoni A 型の部分が少ない schwannoma の場合には diffuse neurofibroma, nerve sheath myxoma が鑑別疾患になる．

Neurofibroma（神経線維腫）

【臨　床】

　皮膚神経線維腫（cutaneous neurofibroma）は末梢神経の Schwann 細胞由来とされる良性腫瘍である．性差はなく，30 歳代をピークに生じる．臨床的に 3 つの病型に分かれ，それぞれ臨床像と好発部位が異なる．

　1）通常型＝皮膚限局型；sporadic, solitary, common type：皮膚色から淡紅色のドーム状に隆起した弾性のある柔らかい丘疹・結節であり，全身の皮膚・粘膜，わずかに体幹に多く生じる．無症候性でゆっくりと大きくなる．

　2）びまん型；diffuse cutaneous type：皮膚色あるいは褐色から灰青褐色のびまん性局面状の境界不明瞭な腫瘍を形成する．頭頸部に多い．大きくなると突出隆起し下垂する．

　3）蔓状型；plexiform type：多くは体幹の皮下脂肪組織に生じる，被膜に覆われた紡錘形の腫瘍あるいは蛇行して連なる多結節性の病変を形成し，多く圧痛を伴う．

　Neurofibroma 1 型（NF1；von Recklinghausen 病）の場合，neurofibroma が多発し，café-au-lait macule，蔓状型やびまん型の neurofibroma を生じ，神経・骨の病変を伴う．

【病理組織学的所見】

　通常型では，皮下に比較的境界明瞭な腫瘍細胞の増殖を認める．核は長円形で，細胞質は淡い好酸性，細長く伸びる波打つ形の突起を持つ．間質

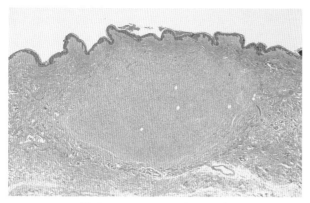

図 4. Neurofibroma（HE×40）

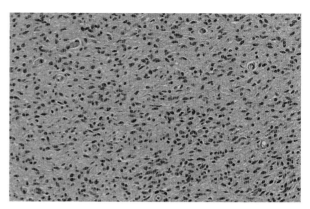

図 5. Neurofibroma（HE×400）

は膠原線維が豊富にあり，ムチンが沈着し，とき
に浮腫状となる（図4,5）．神経周膜細胞（perineur-
ial cell），神経内膜細胞，線維芽細胞などの末梢神
経構成要素も増殖する．肥満細胞がしばしば散在
性に出現する．腫瘍内には神経線維，神経線維束
が多数みられる．

　びまん型では，表皮直下より neurofibroma が
びまん性に増殖し，深部は皮下脂肪組織を越えて
筋肉内にまで及ぶこともある．

　蔓状型は，末梢神経の外膜内に生じる neurofi-
broma で，多結節状の腫瘍集塊が数珠状に連な
る．浮腫が強くムチンに富む間質に細長い腫瘍細
胞が浮遊しているようにみえる．

　免疫組織化学染色で，S-100 蛋白陽性の
Schwann 細胞が増殖している一方，S-100 蛋白陰
性で EMA 陽性の神経周膜細胞，CD34 陽性の神
経内膜細胞も腫瘍内で増加している．

【鑑別診断】

　臨床的には，通常型 neurofibroma は神経母斑
や色素の少ない色素性母斑に似る．蔓状型は
schwannoma や nerve sheath myxoma のように
硬く皮下に触れる．

　病理組織学的な鑑別診断として，他の神経系の
腫瘍である traumatic neuroma，solitary circum-
scribed neuroma，schwannoma などが鑑別とし
て挙がる．

【遺伝子異常】

　NF1 は 17 番染色体の NF1 遺伝子の変異により
生じる．

Perineurioma（神経周膜腫）

【臨　床】

　真皮，皮下組織に発生する稀な腫瘍で，中年を
ピークに全年齢にみられ，わずかに女性に多いと
される．境界明瞭で，痛みを伴わない皮膚色の
5〜20 mm 程度の丘疹/結節を呈する．単発が多い
がときに多発する．全身どこにでもみられるが，
多くは下肢，次に上肢，体幹と続き，稀に頭頸部
にも生じる．

　亜型として，sclerosing perineurioma は青少年
の手指や手掌に生じやすい．

【病理組織学的所見】

　腫瘍は比較的境界明瞭だが被膜を有さない．波
状にうねった，紡錘形の細長い細胞質を有し，先
細りした核を認める腫瘍細胞が渦状，層板状ある
いは花むしろ状の増殖をする．間質は膠原線維性
から粘液状となる．稀なバリアントとして，plexi-
form や lipomatous がある．ときに，長い経過に
より異型性，多型性を持った核もみられる（ancient
change）．

　Sclerosing perineurioma は上皮様〜紡錘形の
小さな腫瘍細胞が密な膠原線維の間質の中に存在
する．

　免疫組織化学染色では，腫瘍細胞は EMA 陽性
（ときに陰性）となり，神経周膜への分化を示すと
されている．4 型 collagen，laminin，claudin-1，
GLUT1 がしばしば陽性となる．S-100 蛋白や
GFAP は陰性．

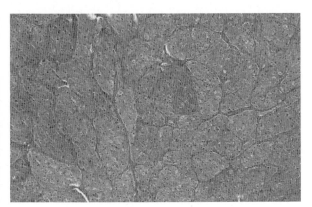

図 6. Granular cell tumor（HE×100）

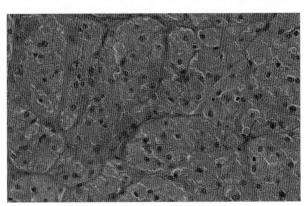

図 7. Granular cell tumor（HE×400）

【鑑別診断】

臨床的にも組織学的にも，neurofibroma, dermatofibroma, dermatofibrosarcoma protuberans（DFSP），epithelioid fibrous histiocytoma, fibroma of tendon sheath などが挙がる.

【遺伝子異常】

22 番染色体の欠損や monosomy がみられることがある. Sclerosing perineurioma では，染色体 10q の異常がみつかっている.

Granular cell tumor

好発部位は頭頸部（特に舌），胸部，四肢近位，消化管，気管である. 皮膚/皮下組織や粘膜下組織によくみられ，内臓にも起こり得る. すべての年齢層においてみられるが40〜50歳代が多い. 男女比は2:1〜3:1. 0.5〜3 cm 程度の硬い，単発の紅色結節で，多発することもある.

【病理組織学的所見】

周囲との境界不明瞭で被膜を持たない腫瘍結節. 大型で多角形の腫瘍細胞は，小型で類円形の均一でクロマチンに富み，明瞭な核小体を持った核と好酸性細顆粒状の豊富な細胞質を持つ（図6,7）. 膠原線維間に小胞巣状あるいは束状に腫瘍が増殖し，陳旧化すると線維化が強くなる. 真皮に腫瘍があるときは，表皮に pseudocarcinomatous hyperplasia がしばしばみられる.

免疫組織化学染色では，腫瘍細胞は S-100 蛋白，CD68, CD63（NKI/C3），NSE（neuron-specific enolase），α_1-antitrypsin が陽性となる. 顆粒は PAS 陽性となる.

【鑑別診断】

臨床的には dermatofibroma, DFSP, eccrine poroma, Merkel cell carcimoma などに似る.

病理組織学的には顆粒状細胞質で診断はつきやすいが，被覆上皮の増殖が激しいときは squamous cell carcinoma が鑑別に挙がる. また，malignant granular cell tumor との鑑別が困難な症例があり，急速に増大するものに対しては注意が必要である.

【遺伝子変異】

多発性顆粒細胞腫には，Noonan 症候群，LEOPARD 症候群などに伴ってみられることがある.

Nerve sheath myxoma（neurothekeoma）

青年〜中年（中央値34歳）の主として頭頸部，上肢に生じる. 性差はないか，やや女性に多いともいわれる. 稀に口腔内にも生じる. ゆっくりと増大し，自覚症状を伴わない3 cm 未満の皮膚色〜淡紅色の軟らかい小腫瘍を呈する.

【病理組織学的所見】

真皮を中心に外方向性増殖を示す，分葉状あるいは多結節状の境界明瞭な腫瘍で，腫瘍胞巣がそれぞれ薄い線維性被膜に囲まれる. 著明な粘液様基質内に腫瘍細胞が存在する. 組織学的に，粘液型（myxoid），細胞型（cellular），混合型があり，それぞれ組織的に相違を示す. 粘液型は，膠原線維束に囲まれた多数の小結節からなり，紡錘形の核と細長い細胞質を有する腫瘍細胞が粘液様基質内に束状あるいは渦巻き状に配列して散在する. 腫瘍細胞は S-100 蛋白，GFAP，NSE，CD57 陽

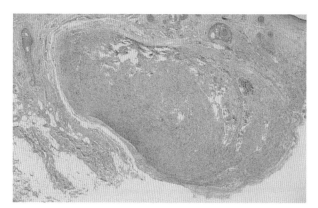

図 8. Solitary circumscribed neuroma（HE×40）

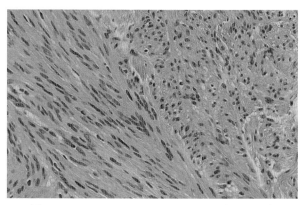

図 9. Solitary circumscribed neuroma（HE×400）

性で，CD63（NKI/C3）陰性．一方，細胞型は，大型の紡錘形の腫瘍細胞が密に島状の胞巣を形成しながら膠原線維間に割り込むように増殖する．S-100蛋白とEMAは陰性，αSMA陽性．

【鑑別診断】

臨床，組織ともにnevus cell nevus，Spitz nevusなどメラノサイト系腫瘍との鑑別が必要となることがある．Cutaneous myxoma，myxoid neurofibromaと鑑別．

【遺伝子】

Schwannomaと同様の遺伝子シグナルを示すという報告がある．

Solitary circumscribed neuroma
（柵状被包性神経腫）

あらゆる年齢に起こるが40～60代に多いとされている．男女差はない．孤発性の2～6 mmの硬いピンク～鮮紅色の丘疹．多発例の報告もある．90%が顔面，特に蝶形部，皮膚粘膜移行部に近い部位にできる．次に口腔内が多い．

【病理組織学的所見】

薄い被膜に囲まれた境界明瞭な結節で，紡錘形細胞の束状の増殖がみられる．腫瘍内にも裂隙を多数認める．疾患名とは裏腹に，柵状配列や被膜形成がみられないことが多い（図8, 9）．免疫組織化学染色で，S-100蛋白陽性の腫瘍細胞の増殖のほかに，neurofilament，PGP9.5陽性の軸索，myelin basic protein陽性の髄鞘も増殖している．

【鑑別診断】

Neurofibromaやschwannomaに類似する場合，

免疫組織化学染色で軸索の増殖の有無を確かめる．

Cutaneous meningioma

頭部正中あるいは傍脊柱に好発し，生下時あるいは幼少期に生じる．脱毛を伴う黄色あるいは青色調のドーム状に隆起した皮下腫瘍．

【病理組織学的所見】

被膜形成は伴わない真皮～皮下脂肪組織にかけての腫瘍性病変．細い好酸性胞体を有する紡錘形ないし上皮様の細胞が，膠原線維間にシート状または渦巻状配列を呈しながら増殖する．核は類円形で，比較的大きさは揃っている．しばしば同心円状の石灰沈着のある砂粒体（psammoma body）を腫瘍内に認める．細胞質内メラニンの含有や，成熟した脳組織を腫瘍内に認めることもある．免疫組織化学染色では，vimentin，EMAに陽性．一方，keratin，血管内皮マーカー，神経マーカー，筋マーカーは陰性．Ki-67はほとんど染色されない．

【鑑別診断】

臨床的には，母斑性病変，粉瘤，先天性皮膚欠損症，脂肪腫など．組織学的には，血管に富む場合に血管肉腫との鑑別が必要．さらに，髄膜腫の骨外進展，悪性髄膜腫の皮膚転移については，臨床経過や画像所見とともに鑑別する．

Hybrid peripheral nerve sheath tumor
（hybrid PNST）

Schwannomoa，neurofibromaおよびperineurioma の病理組織学的および免疫組織学的特徴を

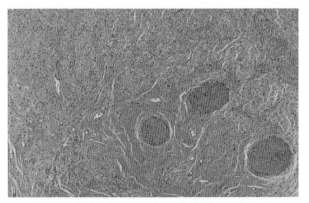

図 10. Traumatic neuroma（HE×100）

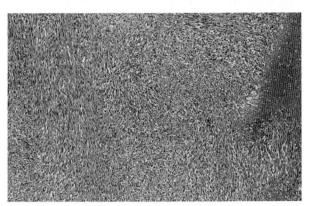

図 11. MPNST（HE×100）

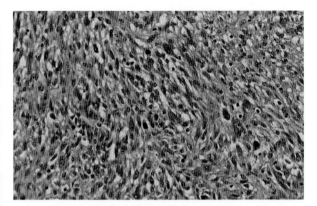

図 12. MPNST（HE×100）

2つ以上併せ持つ良性の末梢性神経鞘腫瘍である．好発年齢や性差はなく，四肢，体幹，指などのあらゆる軟組織に発生する．組織型としては，hybrid schwannoma/perineurioma, hybrid schwannoma/neurofibroma，および hybrid neurofibroma/perineurioma がそれぞれ報告されているが，これらのなかでは hybrid schwannoma/perineurioma が最も多いとされている．Hybrid PNST は免疫組織化学染色が重要な診断根拠となる．そのため，過去に単一の組織型の神経系腫瘍と診断されていた症例のなかにも hybrid PNST が存在する可能性があるとの指摘もある．

Traumatic neuroma

外傷部位の神経断端から生じる腫瘍で，反応性の末梢神経線維の増殖により接触痛や圧痛を伴う皮膚色～淡紅色の硬い結節．

【病理組織学的所見】

末梢神経の断端に，末梢神経束の不規則な増殖が線維性基質の中にみられる．被膜はなく，周囲との境界は不明瞭．神経周膜に囲まれた神経線維束の中に，軸索，Schwann 細胞，線維芽細胞を認め，正常神経線維の形態をとる（図 10）．

【鑑別診断】

Schwannoma や palisaded encapsulated neuroma が鑑別に挙がるが，臨床経過と病理診断で否定できる．

Malignant peripheral nerve sheath tumor （MPNST）

20～50 歳の四肢や体幹，稀に頭頸部に好発する，急速に増大する硬い腫瘍．坐骨神経や上腕神経などの深部の太い神経から発生し，発赤や圧痛，麻痺を伴うことがある．多くは NF1 患者に生じる．

【病理組織学的所見】

紡錘形の異型細胞が線維肉腫様に稠密に渦巻状，矢筈状に配列し，それらの細胞束が交錯し，ときに柵状配列する．クロマチンに富む長円形の核は，多数の分裂像を認める．腫瘍内に壊死や出血をみる（図 11, 12）．間質には線維性基質や粘液状物質が沈着する．骨，軟骨への分化，横紋筋芽細胞への分化（Triton tumor）を示すことがある．また，腺腔様構造を認めるもの（glandular MPNST），扁平上皮様細胞が主体となったもの（epithelioid MPNST）などの亜型がある．免疫組織化学染色では，半数以上で S-100 蛋白陽性となる．約半数に SMARCB1 の欠失がみられる．

【鑑別診断】

臨床的には神経浸潤した各種肉腫が挙がる．組織学的には spindle cell melanoma, fibrosarcoma, myoepithelial carcinoma, monophasic synovial sarcoma など．

Malignant granular cell tumor

顆粒細胞腫の悪性型で，極めて稀．急速に増大する皮膚または皮下の腫瘍．径 4 cm を超えるものが多く，潰瘍化することもある．

【病理組織学的所見】

好酸性顆粒状の細胞質を持つ腫瘍細胞のシート状増殖は顆粒細胞腫と同様だが，多形性，核分裂像，高細胞密度，N/C 比の増大，壊死巣の存在などの悪性所見を伴う．

免疫組織化学染色で，腫瘍細胞は S-100 蛋白陽性．顆粒は PAS に陽性となる．

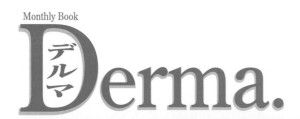

Monthly Book

Derma. デルマ

好 評

No.288

実践！皮膚外科小手術・皮弁術アトラス

2019年10月増大号
編集企画：**田村　敦志**（伊勢崎市民病院主任診療部長）
定価 5,280 円（本体 4,800 円＋税）　B5 判　182 ページ

◀弊社ホームページへのリンクはこちら！
目次、キーポイントもご覧いただけます！

皮膚外科のエキスパートが注意点とコツを余すことなく解説！

部位ごとの注意点、疾患の病態、患者の希望を加味した治療を行うための要点をまとめ、デザインや手術手技のコツ、合併症を避けるための工夫などを、皮膚外科のエキスパートがわかりやすく解説。基礎から応用までビジュアルで学べる、皮膚外科を行うすべての医師にご覧いただきたい一書です。

▶ CONTENTS

・手術用手袋の選択と術野の消毒
・皮膚小手術の基本手技
　（局所麻酔，皮膚切開，縫合）
・切開の方向をどう選ぶか
・膿瘍，炎症性粉瘤に対する切開術
・顔面小腫瘍に対する皮膚外科治療
・掌蹠の小腫瘍の切除法
・被髪頭部の小腫瘍の切除法
・難治性疣贅に対するいぼ剥ぎ法の効果と実際
・爪疾患の小手術
・多発性腫瘍の扱い方
・臨床的にケラトアカントーマを疑う病変に対する
　実際の対処法
・病変の大きさによる切除法・再建術の選択
　―頭頸部を中心に―
・顔面の小手術でよく使う皮弁
・眼瞼腫瘍の切除法と皮弁術
・外鼻の腫瘍の切除法と皮弁術
　―植皮術との対比を含めて―

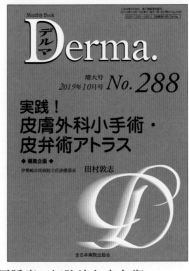

Monthly Book
Derma. デルマ
増大号
2019年10月号 No.288
実践！
皮膚外科小手術・
皮弁術アトラス
◆編集企画◆
伊勢崎市民病院主任診療部長　田村敦志
全日本病院出版会

・口唇腫瘍の切除法と皮弁術
・耳介腫瘍の切除法と皮弁術
・前額部・側頭部皮膚腫瘍の切除と皮弁術
・Z-plasty，W-plasty の意義とその使い方
・見てわかる多彩な皮弁術の術前・術後

（株）全日本病院出版会　www.zenniti.com

〒 113-0033　東京都文京区本郷 3-16-4　　電話(03)5689-5989　　FAX(03)5689-8030

MB Derma, 306：79-84, 2021.

◆特集／これだけは知っておきたい 軟部腫瘍診断
Tumors of uncertain differentiation

小川浩平*

Key words：類血管腫線維性組織球腫（angiomatoid fibrous histiocytoma），異型線維黄色腫（atypical fibroxanthoma），明細胞肉腫（clear cell sarcoma），類上皮肉腫（epithelioid sarcoma），筋上皮腫（myoepithelioma），化骨性線維粘液性腫瘍（ossifying fibromyxoid tumor），滑膜肉腫（synovial sarcoma）

Abstract 本稿では，2020 年に改訂された骨軟部腫瘍の WHO 分類（第 5 版）において tumors of uncertain differentiation（分化不定の腫瘍群）に分類される疾患について取り上げる．稀なものや深部に発症するものを含めるとその疾患分類は多岐にわたるため，本稿では皮膚科医も遭遇し得る代表的な疾患に絞って解説している．解説には疾患の概要や病理組織学的な所見に加え，近年研究が進んでいる分子遺伝学的な情報についてもできるだけ記載した．

Angiomatoid fibrous histiocytoma[1)2)]

Intermediate（rarely metastasizing）に分類され，小児や若年成人に好発する．臨床的には緩徐に増大する皮下腫瘍としてみられ，疼痛などの自覚症状は通常ない．その色調と性状から，hematoma や hemangioma と誤認されることがある．

病理組織学的には，厚い線維性の偽被膜を有する点，偽被膜周囲に胚中心を伴うリンパ球浸潤や形質細胞の浸潤がみられる点，腫瘍実質内に偽血管腫様の構造を伴う点が診断の手がかりとなる．腫瘍細胞の形態は組織球様から紡錘形で，好酸性の細胞質と空胞状の核を有する（図 1, 2）．病変内部に偽血管腫様の構造，赤血球の貯留を認める場合は，aneurysmal fibrous histiocytoma や ancient schwannoma との鑑別が問題となる．

免疫染色は半数程度の症例で desmin が陽性になり，EMA，CD68，CD99 も陽性になり得る．分子遺伝学的には *EWSR-CREB1* 融合遺伝子を

持つ症例が多く，その検出が診断の一助となる．

Atypical fibroxanthoma[3)4)]

Atypical fibroxanthoma（以下，AFX）は低悪性度の皮膚腫瘍である．完全切除で良好な予後が期待できる．発症要因として紫外線の関与が推測されており，高齢者の露光部に好発する．臨床的には赤色肉芽様の単発性の腫瘤としてみられ，しばしば潰瘍を伴う．

病理組織学的には隆起部の表皮直下から真皮内に境界明瞭な病変がみられ，異型性の強い紡錘形細胞，類上皮細胞，多核細胞などが増殖する（図 3, 4）．病理組織像には多様性があり，その鑑別診断は多岐にわたる．Malignant melanoma, poorly differentiated squamous cell carcinoma, leiomyosarcoma, angiosarcoma, atypical fibrous histiocytoma などが AFX と類似の組織像を呈することがある．AFX の診断は除外診断によってなされ，免疫染色による評価が必須である．CD10 は AFX において強陽性となるマーカーであるが，特異性は低い．メラノサイトマーカー，ケラチノサイト

* Kohei OGAWA，〒634-8522 橿原市四条町 840
奈良県立医科大学皮膚科学教室，助教

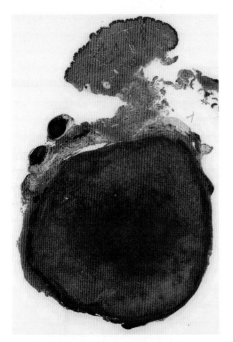

図 1. Angiomatoid fibrous histiocytoma
皮下に境界明瞭な結節性の病変がみられる．病変は好酸性の偽被膜で覆われ，周囲に結節状の炎症細胞浸潤を伴う．

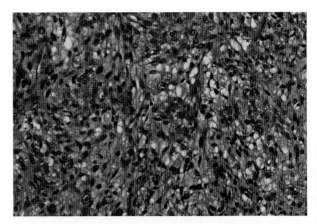

図 2. Angiomatoid fibrous histiocytoma
線維粘液性の間質を背景に，紡錘形または類円形の核と好酸性の細胞質を持つ腫瘍細胞が増殖している．

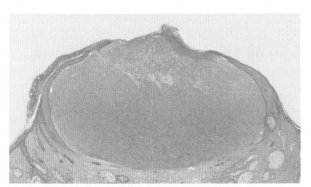

図 3. Atypical fibroxanthoma
（福本皮フ病理診断科　福本隆也先生のご厚意による）
隆起性病変で，表面の一部に潰瘍を伴う．隆起部の真皮内に限局して境界明瞭な病変がみられる．辺縁には表皮襟を伴う．

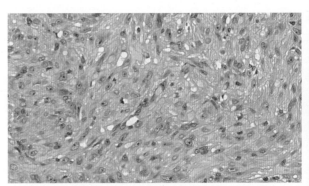

図 4. Atypical fibroxanthoma
（福本皮フ病理診断科　福本隆也先生のご厚意による）
淡明な核を持つ組織球様細胞，紡錘形細胞が密に増殖している．本症例の腫瘍細胞の多形性と異型性は軽度である．

マーカー，平滑筋マーカー，内皮マーカーなどの免疫染色を用いての特定の分化所見がみられないことを確認する必要がある．

皮下および深部への浸潤傾向がみられる場合には，pleomorphic dermal sarcoma と診断することが望ましい．Pleomorphic dermal sarcoma は AFX と比較して高頻度に局所再発し，稀に転移する可能性がある．

Clear cell sarcoma[5)6)]

若年成人の四肢，特に足に好発する稀な悪性軟部腫瘍である．腱や腱膜と関連して深部で発生するものが多く，半数程度の症例で疼痛・圧痛を伴う．増大は緩徐だが転移しやすく，予後不良である．近年は真皮や皮下組織に発生する病変も報告されている[7)].

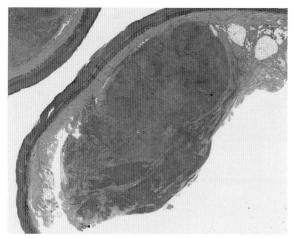

図 5. Clear cell sarcoma
皮下に比較的境界明瞭な結節性病変がみられ, 腫瘍
胞巣が線維性間質によって分葉状に区画されている.

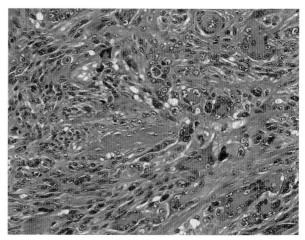

図 6. Clear cell sarcoma
線維性の間質を背景に, 類上皮, 紡錘形の腫瘍細胞が
増殖する. 一部で多核巨細胞がみられる. 腫瘍細胞の
核には異型性やクロマチンの濃淡がみられる.

病理組織学的には, 比較的境界明瞭な分葉状の
腫瘤性病変を形成する. 淡明あるいは好酸性の細
胞質を持つ腫瘍細胞が胞巣を形成して増殖する
(図5). 腫瘍細胞の胞巣間には線維性の間質がみ
られる. 腫瘍細胞は類上皮, 類円形, しばしば紡
錘形となる. 多くの症例で破骨細胞様の多核巨細
胞がみられ, 診断の手がかりとなる(図6). メラ
ニンが病変内にみられることもある.

免疫染色では S100 protein, HMB-45, Melan
A, MITF, SOX10 などのメラノサイトマーカー
に陽性となる. 90%以上の症例で*EWSR1-ATF1*
融合遺伝子が検出される. 組織学的には malig-
nant melanoma(転移病変を含む)との鑑別が問題
になる. 両者の組織所見は共通しているため, 融
合遺伝子の検出が鑑別診断の強い根拠となる.

Epithelioid sarcoma[8)9)]

類上皮の形態をとる腫瘍細胞の増殖からなる悪
性軟部腫瘍で, 古典型(遠位型)と近位型の2つの
亜型に大別される.

古典型(遠位型)は若年者の四肢末端に好発し,
組織学的に壊死巣や硝子化を伴う多結節性の病変
としてみられる. 類上皮, 類円形, 紡錘形で好酸
性の細胞質を有する腫瘍細胞が壊死巣の周囲を取
り囲むように増殖し, 一見すると肉芽腫性炎症の
ような分布・形態をとる(図7). 腫瘍細胞の核に

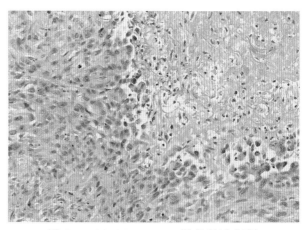

図 7. Epithelioid sarcoma(遠位型/古典型)
(大分大学診断病理学講座 西田陽登先生のご厚意による)
壊死組織を取り囲むように類上皮の腫瘍細胞が増殖する.
腫瘍細胞には軽度の核異型がみられる. 肉芽腫性疾患と誤
認しないよう注意を要する.

多形性はあまり目立たず, 核小体は比較的明瞭で
ある. Granuloma annulare, rheumatoid nodule,
necrobiosis lipoidica などの肉芽腫性疾患や, squa-
mous cell carcinoma などの上皮系腫瘍などと鑑
別を要する. 近位型は骨盤部や陰部などの体幹に
好発し, 古典型(遠位型)よりも深部に発症しやす
いため悪性度が高い. 腫瘍細胞は多結節状または
シート状に増殖し, しばしば壊死を伴う.

免疫染色は, EMA, cytokeratin, vimentin が
主に陽性となる. ただし cytokeratin 5/6 はあまり

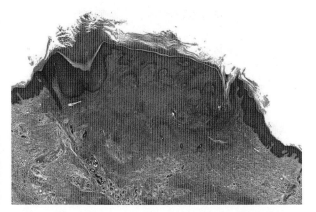

図 8. Cutaneous myoepithelioma のうち，稀な亜型で
ある cutaneous syncytial myoepithelioma の一例
（札幌皮膚病理診断科 阿南 隆先生のご厚意による）
病変の主座は真皮内であり，肥厚した表皮の直下から
真皮下層にかけて結節状の密な増殖を示す．

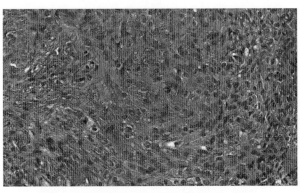

図 9. Cutaneous syncytial myoepithelioma
（札幌皮膚病理診断科 阿南 隆先生のご厚意による）
異型性に乏しい類円形の核と淡好酸性で豊富な細胞質
を持つ筋上皮細胞がシート状・多結節状に増殖してい
る．細胞同士の境界はやや不明瞭となっている．免疫染
色では S100 protein と EMA がびまん性に陽性，AE1/
AE3，αSMA が一部に陽性であった．

発現しない．CD34 が半数以上で陽性となり，上
皮系悪性腫瘍との鑑別に有用なことがある．また
特徴的な所見として，大多数の症例で INI1
（SMARCB1）が核に陰性となる．22 番染色体長腕
に存在する *INI1*（*SMARCB1*）遺伝子は癌抑制遺
伝子として機能しており，*INI1* の欠失または変異
による不活化がその発症に関与すると考えられて
いる．

Myoepithelioma[10)11)]

筋上皮細胞の増殖からなる腫瘍である．青壮年
の四肢に好発する緩徐に増大する腫瘤で，ときに
小児にもみられる．その発症部位から cutaneous
myoepithelioma（図 8，9）または soft tissue myo-
epithelioma に大別される．

病理組織像は非常に多彩である．腫瘍性の筋上
皮細胞は epithelioid（類上皮），spindle（紡錘形），
plasmacytoid（形質細胞様），clear cell（淡明細胞）
などの多様な形態を示しうる．また間質の性状も
多彩で，粘液性，線維粘液性，硝子化などがみら
れる．それらの間質を背景に腫瘍細胞が網状・索
状に配列するパターンが典型的な所見といえる．
シート状，胞巣状，充実性の増殖様式を示すこと
がある．また，骨や軟骨などの成分が病変内に形
成されることもある．

その組織像の多彩さのため，myoepithelioma の
診断には免疫染色が必須である．判定基準につい
ては様々な意見があるが，上皮系マーカーである
cytokeratin と EMA のいずれかの陽性所見に加
え，S100 protein，SOX10，GFAP のいずれかの
陽性所見があれば望ましい[10)]．上皮系マーカーの
陽性所見に，calponin や αSMA などの筋マーカー
の陽性所見を加えて診断を許容する意見もある[12)]．

遺伝子学的には約半数の症例で *EWSR1* の融合
遺伝子が観察され，ときに診断の補助となり得る．

Ossifying fibromyxoid tumor[13)14)]

四肢に好発し，緩徐に増大する弾性硬の皮下腫
瘍としてみられる．ときに局所再発，稀に遠隔転
移することがある．

病理組織学的には，多房性で境界明瞭な皮下の
結節性病変であり，周囲に線維性の被膜を有する
ことが多い．辺縁部や線維性隔壁を中心に層状の
骨組織がみられるのが特徴である（図10）．ただし
20％程度の症例では骨組織がみられず，診断に難
渋することがある．増殖する細胞は類円形から卵
円形の核と淡い好酸性の細胞質を持ち，異型性に
乏しい．線維粘液状の間質を背景に，腫瘍細胞は

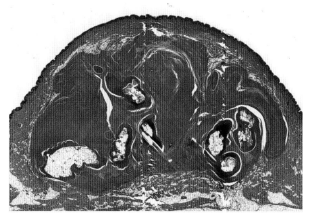

図 10. Ossifying fibromyxoid tumor
（札幌皮膚病理診断科 阿南 隆先生のご厚意による）
隆起部の皮下に境界明瞭な腫瘤性病変を認める．間質は
線維粘液性で，病変内に骨組織がみられる．

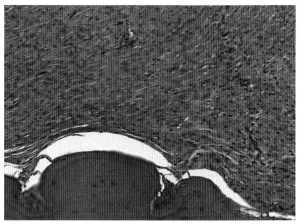

図 11. Ossifying fibromyxoid tumor
（札幌皮膚病理診断科 阿南 隆先生のご厚意による）
腫瘍細胞は異型性に乏しい類円形の核と好酸性の細胞質
を持ち，シート状に増殖している．骨組織を伴っている．

索状，胞巣状，シート状の増殖様式を示す（図
11）．悪性の経過を示す症例については，細胞密度
の高さや異型性，核分裂像が目立つとされる．

免疫染色では約2/3の症例でS100 protein が腫
瘍細胞に陽性となる．約半数の症例で desmin が
陽性となる．分子遺伝学的には，大多数の症例で
PHF 遺伝子の再構成がみられる．

Synovial sarcoma[15)16)]

Synovial sarcoma は上皮性分化を伴う肉腫で
ある．若年成人の四肢に好発し，発育は比較的緩
徐であるが悪性度は高い．

病理組織学的には biphasic（二相型），monopha-
sic（単相型），および poorly differentiated（低分化
型）の3つに大別される．二相型（図 12）は上皮様
細胞成分と紡錘形細胞成分から構成される．上皮
様成分は淡明〜好酸性の細胞質と類円形の核を有
し，胞巣形成，索状配列，腺管様構造など多様な
増殖パターンを示す．一方，紡錘形細胞は小型で
均一で，異型性に乏しい卵円形の核を有する．核
のクロマチンは濃く細胞質は乏しい．紡錘形細胞
は束状，シート状，索状，渦巻き状のパターンを
とりながら増殖する．上皮様細胞成分と紡錘形細
胞成分は，種々の割合で混在する．単相型は上皮
様成分が目立たず，主に異型性の目立たない紡錘
形細胞成分の増殖からなる．種々の紡錘形細胞腫

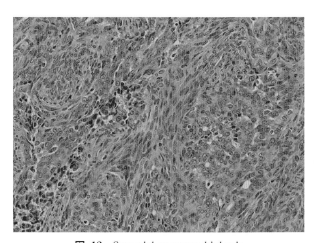

図 12. Synovial sarcoma, biphasic
やや淡明で細胞質の豊富な上皮様細胞成分と，小型で
異型性に乏しくクロマチンの濃い紡錘形細胞成分から
構成される．

瘍や血管周皮腫様構造を伴う軟部腫瘍，特に両者
の共通点を持つ solitary fibrous tumor との鑑別
が問題となる．

免疫染色では，EMA，cytokeratin が二相型の
上皮様細胞成分に強く陽性となる．単相型では局
所的な陽性所見になりやすい．CD99，Bcl-2，
TLE1 は多くの症例で陽性となる有力なマーカー
であるが，特異的とはいえない．分子生物学的に
は *SS18-SSX1*，*SS18-SSX2*，*SS18-SSX4* のいず
れかの融合遺伝子が滑膜肉腫のほぼ全例で認めら
れ，診断の強い根拠となる．

文　献

1) WHO Classification of Tumours Editorial Board：WHO Classification of Tumours of Soft Tissue and Bone, 5th ed, IARC Press, Lyon, pp. 271-273, 2020.

2) Requena L, Kutzner H：Cutaneous Soft Tissue Tumors, Wolters Kluwer, Philadelphia, pp. 158-160, 2015.

3) WHO Classification of Tumours Editorial Board：WHO Classification of Tumours of Soft Tissue and Bone, 5th ed, IARC Press, Lyon, pp. 268-270, 2020.

4) Requena L, Kutzner H：Cutaneous Soft Tissue Tumors, Wolters Kluwer, Philadelphia, pp. 175-183, 2015.

5) WHO Classification of Tumours Editorial Board：WHO Classification of Tumours of Soft Tissue and Bone, Lyon, IARC Press, 5th ed, pp. 300-302, 2020.

6) Requena L, Kutzner H：Cutaneous Soft Tissue Tumors, Wolters Kluwer, Philadelphia, pp. 929-935, 2015.

7) Hantschke M, Mentzel T, Rütten A, et al：Cutaneous clear cell sarcoma：a clinicopathologic, immunohistochemical, and molecular analysis of 12 cases emphasizing its distinction from dermal melanoma. *Am J Surg Pathol*, **34**：216-222, 2010.

8) WHO Classification of Tumours Editorial Board：WHO Classification of Tumours of Soft Tissue and Bone, 5th ed, IARC Press, Lyon, pp. 294-296, 2020.

9) Requena L, Kutzner H：Cutaneous Soft Tissue Tumors, Wolters Kluwer, Philadelphia, pp. 198-205, 2015.

10) WHO Classification of Tumours Editorial Board：WHO Classification of Tumours of Soft Tissue and Bone, 5th ed, IARC Press, Lyon, pp. 277-279, 2020.

11) Requena L, Kutzner H：Cutaneous Soft Tissue Tumors, Wolters Kluwer, Philadelphia, pp. 921-926, 2015.

12) Hornick JL, Fletcher CD：Myoepithelial tumors of soft tissue：a clinicopathologic and immunohistochemical study of 101 cases with evaluation of prognostic parameters. *Am J Surg Pathol*, **27**：1183-1196, 2003.

13) WHO Classification of Tumours Editorial Board：WHO Classification of Tumours of Soft Tissue and Bone, 5th ed, IARC Press, Lyon, pp. 274-276, 2020.

14) Requena L, Kutzner H：Cutaneous Soft Tissue Tumors, Wolters Kluwer, Philadelphia, pp. 912-914, 2015.

15) WHO Classification of Tumours Editorial Board：WHO Classification of Tumours of Soft Tissue and Bone, 5th ed, IARC Press, Lyon, pp. 290-293, 2020.

16) Requena L, Kutzner H：Cutaneous Soft Tissue Tumors, Wolters Kluwer, Philadelphia, pp. 206-213, 2015.

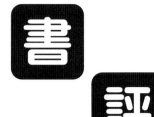

書評

カラーアトラス 乳房外 Paget 病 —その素顔—

兵庫県立がんセンター　熊野公子・村田洋三／著

田中　勝（東京女子医科大学東医療センター皮膚科教授）

▶すごい本が出た！

これは只事ではない．まず驚くべきことが２つある．１つはこの本がたった１つの皮膚がんについて書かれた本であり，しかもそれが悪性黒色腫や悪性リンパ腫のようにメジャーな皮膚がんではなく，比較的マイナーな「乳房外 Paget 病」という疾患について書かれたものということだ．しかし実は，乳房外 Paget 病には，診断が遅れやすく，治療が広範囲に及び複雑で難しいなど，数多くの問題点が未だに残されている．まさに待望の１冊なのである．

そしてもう１つは，その著者が凄いのだ！兵庫県立がんセンターという１つの施設に所属する２人の皮膚科医の手によるものなのだが，その２人が本当に独創的な皮膚がんの大家「熊野・村田」である．作曲に例えると「レノン・マッカートニー」である．この２人の極めて深い洞察力に基づいた理論と，355 例という圧倒的ともいえる症例数と長い間に培われた実際の経験により束ねられた強固なバックボーンを基盤とすることで，本書は本当にきめが細かいながらも１本の筋が通った構成となっている．そしてこの中には，病気の臨床像や病理のプレパラートが語りかけるものを見抜く力が，随所に惜しげも無く披露されている．

▶目次を読むと次々に読みたくなってしまう

この本の魅力は目次にも散りばめられている．なんと魅惑的なタイトルが並んでいることだろうか！まるで日頃私達の中でくすぶり続けている疑問を見透かされているかのように，知りたいことがそのまま目次として並んでいるので，とにかくどんどん読みたくなってしまうのである．

そして気になるポイントに目次から導かれるように入って行くと，明解な答えがそこにあるのである．そこでは謎に満ちた乳房外 Paget 病の素顔が晒され，「病態」「病変境界」「パンツ型紅斑」「切り出し」「手術の工夫」「鑑別」など，読み進むに連れて読者にさまざまな自信を与えてくれる本である．

▶皮膚がんと向き合うすべての医師必読の書

確かに，書かれている内容は「乳房外 Paget 病」という１つの疾患を題材にしたものなのだが，著者らが向き合ってきたのは，この疾患だけでないのは明らかである．だからこそ，すべての皮膚がんに関する疑問を解決する上で本書は普遍的な指針を暗示するものであり，本書から学ぶことは計り知れない．

▶本書の目的は多くの患者を苦しみから救うこと

医師に取って最も大切なことは，医学という強固な科学的基盤に立脚した知識を活用して患者をあらゆる種類の苦しみから救うことである．しかし，我々はその医学が万能ではないことを知っている．医師もまた万能ではなく，自らの限界を知らなくてはならない．だからこそ，その限界に近いところでできるだけのことをしなければならない．本書から得るものは単なる知識ではなく，皮膚がんに対する心構えである．

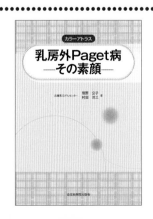

「カラーアトラス 乳房外 Paget 病 —その素顔—」

兵庫県立がんセンター　熊野公子・村田洋三／著
2015 年 5 月発行　B5 判　252 頁　定価 9,900 円（本体 9,000 円＋税）
ISBN：978-4-86519-212-4　C3047　発行：全日本病院出版会

FAX による注文・住所変更届け

改定：2015 年 1 月

　毎度ご購読いただきましてありがとうございます．

　読者の皆様方に小社の本をより確実にお届けさせていただくために，FAX でのご注文・住所変更届けを受けつけております．この機会に是非ご利用ください．

◇ご利用方法

　FAX 専用注文書・住所変更届は，そのまま切り離して FAX 用紙としてご利用ください．また，注文の場合手続き終了後，ご購入商品と郵便振替用紙を同封してお送りいたします．**代金が 5,000 円をこえる場合，代金引換便とさせて頂きます**．その他，申し込み・変更届けの方法は電話，郵便はがきも同様です．

◇代金引換について

　本の代金が 5,000 円をこえる場合，代金引換とさせて頂きます．配達員が商品をお届けした際に，現金またはクレジットカード・デビットカードにて代金を配達員にお支払い下さい(本の代金＋消費税＋送料)．(※年間定期購読と同時に 5,000 円をこえるご注文を頂いた場合は代金引換とはなりません．郵便振替用紙を同封して発送いたします．代金後払いという形になります．送料は定期購読を含むご注文の場合は頂きません)

◇年間定期購読のお申し込みについて

　年間定期購読は，1 年分を前金で頂いておりますため，代金引換とはなりません．郵便振替用紙を本と同封または別送いたします．送料無料，また何月号からでもお申込み頂けます．

　毎年末，次年度定期購読のご案内をお送りいたしますので，定期購読更新のお手間が非常に少なく済みます．

◇住所変更届けについて

　年間購読をお申し込みされております方は，その期間中お届け先が変更します際，必ずご連絡下さいますようよろしくお願い致します．

◇取消，変更について

　取消，変更につきましては，お早めに FAX，お電話でお知らせ下さい．

　返品は，原則として受けつけておりませんが，返品の場合の郵送料はお客様負担とさせていただきます．その際は必ず小社へご連絡ください．

◇ご送本について

　ご送本につきましては，ご注文がありましてから約 1 週間前後とみていただきたいと思います．お急ぎの方は，ご注文の際にその旨をご記入ください．至急送らせていただきます．2〜3 日でお手元に届くように手配いたします．

◇個人情報の利用目的

　お客様から収集させていただいた個人情報，ご注文情報は本サービスを提供する目的(本の発送，ご注文内容の確認，問い合わせに対しての回答等)以外には利用することはございません．

　その他，ご不明な点は小社までご連絡ください．

株式会社　全日本病院出版会　〒 113-0033 東京都文京区本郷 3-16-4-7 F　電話 03(5689)5989　FAX03(5689)8030　郵便振替口座 00160-9-58753

FAX 専用注文用紙 5,000円以上代金引換 (皮 '21.1)

Derma 年間定期購読申し込み(送料弊社負担)
□ 2021 年＿月～12 月　　□ 2020 年 1 月～12 月(定価 41,690 円)

□ Derma バックナンバー申し込み (号数と冊数をご記入ください)		
No.　　／　　冊	No.　　／　　冊	No.　　／　　冊

Monthly Book Derma. 創刊 20 周年記念書籍	
□ そこが知りたい 達人が伝授する日常皮膚診療の極意と裏ワザ(定価 13,200 円)	冊

Monthly Book Derma. 創刊 15 周年記念書籍	
□ 匠に学ぶ皮膚科外用療法―古きを生かす，最新を使う―(定価 7,150 円)	冊

Monthly Book Derma. No. 300('20.9 月増大号)	
□ 皮膚科医必携！外用療法・外用指導のポイント	冊

Monthly Book Derma. No. 294('20.4 月増刊号)	
□ "顔の赤み" 鑑別・治療アトラス(定価 6,380 円)	冊

Monthly Book Derma. No. 288('19.10 月増大号)	
□ 実践！皮膚外科小手術・皮弁術アトラス(定価 5,280 円)	冊

Monthly Book Derma. No. 281('19.4 月増刊号)	
□ これで鑑別は OK！ ダーモスコピー診断アトラス(定価 6,160 円)	冊

PEPARS 年間定期購読申し込み(送料弊社負担)
□ 2021 年＿月～12 月　　□ 2020 年 1 月～12 月(定価 42,020 円)

□ PEPARS バックナンバー申し込み (号数と冊数をご記入ください)		
No.　　／　　冊	No.　　／　　冊	No.　　／　　冊

PEPARS No. 147('19.3 月増大号)	
□ 美容医療の安全管理とトラブルシューティング(定価 5,720 円)	冊

PEPARS No. 135('18.3 月増大号)	
□ ベーシック＆アドバンス 皮弁テクニック(定価 5,720 円)	冊

□ 足爪治療マスター BOOK(定価 6,600 円)	冊
□ 日本美容外科学会会報 2020 Vol.42 特別号 美容医療診療指針(定価 2,750 円)	冊
□ 図解 こどものあざとできもの―診断力を身につける―	冊
□ Kampo Medicine　経方理論への第一歩(定価 3,300 円)	冊
□ 美容外科手術―合併症と対策―(定価 22,000 円)	冊
□ 足育学 外来でみるフットケア・フットヘルスウェア(定価 7,700 円)	冊
□ ケロイド・肥厚性瘢痕 診断・治療指針 2018(定価 4,180 円)	冊
□ 実践アトラス 美容外科注入治療 改訂第 2 版(定価 9,900 円)	冊
□ Non-Surgical 美容医療超実践講座(定価 15,400 円)	冊
□ カラーアトラス 爪の診療実践ガイド(定価 7,920 円)	冊
□ スキルアップ！ニキビ治療実践マニュアル(定価 5,720 円)	冊
□ イチからはじめる 美容医療機器の理論と実践(定価 6,600 円)	冊

その他(雑誌名/号数，書名と冊数をご記入ください)
□

お名前	フリガナ		診療科
		要捺印	
ご送付先	〒　　―		

TEL：　　(　　　)	FAX：　　(　　　)

FAX 03-5689-8030 全日本病院出版会行

全日本病院出版会行

FAX 03-5689-8030

年　月　日

住 所 変 更 届 け

お 名 前	フリガナ	
お客様番号		毎回お送りしています封筒のお名前の右上に印字されております8ケタの番号をご記入下さい。
新お届け先	〒　　　　　　都道府県	
新電話番号	（　　　　　）	
変更日付	年　月　日より	月号より
旧お届け先	〒	

※ 年間購読を注文されております雑誌・書籍名に✓を付けて下さい。

☐ Monthly Book Orthopaedics （月刊誌）

☐ Monthly Book Derma. （月刊誌）

☐ 整形外科最小侵襲手術ジャーナル （季刊誌）

☐ Monthly Book Medical Rehabilitation （月刊誌）

☐ Monthly Book ENTONI （月刊誌）

☐ PEPARS （月刊誌）

☐ Monthly Book OCULISTA （月刊誌）

FAX 03-5689-8030

全日本病院出版会行

バックナンバー 一覧 2021年2月現在

Monthly Book
Derma.

2021 年度　年間購読料　42,130 円
通常号 2,750 円（本体価格 2,500 円＋税）× 11 冊
増大号 5,500 円（本体価格 5,000 円＋税）× 1 冊
増刊号 6,380 円（本体価格 5,800 円＋税）× 1 冊

※各号定価：本体 2,500 円＋税（増刊・増大号は除く）

※ 2016 年以前のバックナンバーにつきましては，弊社ホームページ（https://www.zenniti.com）をご覧ください.

次号予告(4月増刊号)

日常診療にこの1冊！皮膚アレルギー診療のすべて

編集企画／島根大学教授　　　　　森田　栄伸

編集主幹：照井　正　日本大学教授
　　　　　大山　学　杏林大学教授

No. 306　編集企画：
清原隆宏　関西医科大学総合医療センター教授

Monthly Book Derma．　No. 306

2021 年 3 月 15 日発行(毎月 15 日発行)
定価は表紙に表示してあります．
Printed in Japan

発行者　　末　定　広　光
発行所　　株式会社　全日本病院出版会
〒 113-0033　東京都文京区本郷 3 丁目 16 番 4 号 7 階
　　　　　　電話　(03)5689-5989　Fax　(03)5689-8030
　　　　　　郵便振替口座 00160-9-58753
印刷・製本　三報社印刷株式会社　　　電話　(03)3637-0005
広告取扱店　㈱メディカルブレーン　電話　(03)3814-5980

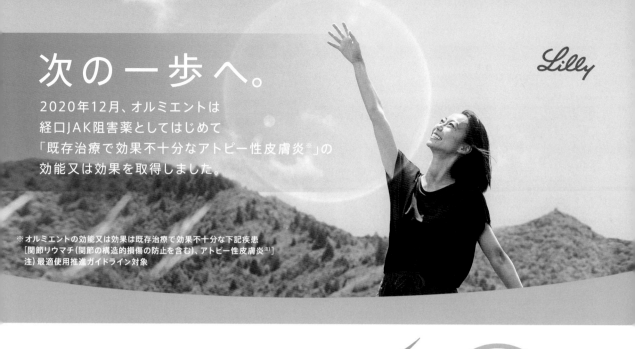

ヤヌスキナーゼ（JAK）阻害剤　薬価基準収載

オルミエント®錠 4mg 2mg

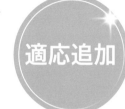

適応追加

olumiant®(baricitinib) tablets　バリシチニブ錠

劇薬・処方箋医薬品　注意－医師等の処方箋により使用すること

---

1. 警告
〈効能共通〉
1.1 本剤投与により、結核、肺炎、敗血症、ウイルス感染等による重篤な感染症の新たな発現もしくは悪化等が報告されており、本剤との関連性は明らかではないが、悪性腫瘍の発現も報告されている。本剤が疾病を完治させる薬剤でないことも含め、これらの情報を患者に十分説明し、患者が理解したことを確認した上で、治療上の有益性が危険性を上回ると判断される場合にのみ投与すること。
また、本剤投与により重篤な副作用が発現し、致死的な経過をたどった症例が報告されているので、緊急時の対応が十分可能な医療施設及び医師が使用すること。また、本剤投与後に有害事象が発現した場合には、主治医に連絡するよう患者に注意を与えること。[1.2.1、1.2.2、2.2、2.3、8.1、8.2、9.1.1-9.1.3、11.1.1、15.1.1、15.1.2参照]
1.2 感染症
1.2.1 重篤な感染症
敗血症、肺炎、真菌感染症を含む日和見感染症等の致死的な感染症が報告されているため、十分な観察を行うなど感染症の発現に注意すること。[1.1、2.2、8.1、9.1.1、9.1.3、11.1.1、15.1.1参照]
1.2.2 結核
播種性結核（粟粒結核）及び肺外結核（脊椎、リンパ節等）を含む結核が報告されている。結核の既感染者では症状の顕在化及び悪化のおそれがあるため、本剤投与に先立って結核に関する十分な問診及び胸部X線検査に加え、インターフェロンγ遊離試験又はツベルクリン反応検査を行い、適宜胸部CT検査等を行うことにより、結核感染の有無を確認すること。結核の既往歴を有する患者及び結核の感染が疑われる患者には、結核等の感染症について診療経験を有する医師と連携の下、原則として本剤投与前に適切な抗結核薬を投与すること。ツベルクリン反応検査等の検査が陰性の患者において、投与後活動性結核が認められた例も報告されている。[1.1、2.3、8.2、9.1.2、11.1.1参照]
1.3 本剤についての十分な知識と適応疾患の治療の知識・経験をもつ医師が使用すること。
〈関節リウマチ〉
1.4 本剤の治療を行う前に、少なくとも1剤の抗リウマチ薬等の使用を十分勘案すること。

---

2. 禁忌（次の患者には投与しないこと）
2.1 本剤の成分に対し過敏症の既往歴のある患者
2.2 重篤な感染症（敗血症等）の患者［症状が悪化するおそれがある。］[1.1、1.2.1、8.1、9.1.1、9.1.3、11.1.1、15.1.1参照]
2.3 活動性結核の患者［症状が悪化するおそれがある。］[1.1、1.2.2、8.2、9.1.2、11.1.1参照]
2.4 重度の腎機能障害を有する患者[7.2、9.2.1、16.6.1参照]
2.5 好中球数が500/mm³未満の患者[8.3、9.1.9、11.1.3参照]
2.6 リンパ球数が500/mm³未満の患者[8.3、9.1.10、11.1.3参照]
2.7 ヘモグロビン値が8g/dL未満の患者[8.3、9.1.11、11.1.3参照]
2.8 妊婦又は妊娠している可能性のある女性[9.5参照]

4. 効能又は効果

既存治療で効果不十分な下記疾患
○関節リウマチ(関節の構造的損傷の防止を含む)
○アトピー性皮膚炎[3]
注)最適使用推進ガイドライン対象

5. 効能又は効果に関連する注意

〈関節リウマチ〉
5.1 過去の治療において、メトトレキサートをはじめとする少なくとも1剤の抗リウマチ薬等による適切な治療を行っても、疾患に起因する明らかな症状が残る場合に投与すること。
〈アトピー性皮膚炎〉
5.2 ステロイド外用剤やタクロリムス外用剤等の抗炎症外用剤による適切な治療を一定期間施行しても、十分な効果が得られず、強い炎症を伴う皮疹が広範囲に及ぶ患者に用いること。[17.1.6-17.1.8参照]
5.3 原則として、本剤投与時にはアトピー性皮膚炎の病変部位の状態に応じて抗炎症外用剤を併用すること。
5.4 本剤投与時も保湿外用剤を継続使用すること。

6. 用法及び用量

通常、成人にはバリシチニブとして4mgを1日1回経口投与する。なお、患者の状態に応じて2mgに減量すること。

7. 用法及び用量に関連する注意

〈効能共通〉
7.1 本剤4mg 1日1回投与で治療効果が認められた際には、本剤2mg 1日1回投与への減量を検討すること。[17.1.3-17.1.8参照]
7.2 中等度の腎機能障害のある患者には、2mgを1日1回経口投与する。[2.4、9.2.1-9.2.3、16.6.1参照]

腎機能障害の程度	推算糸球体ろ過量 (eGFR:mL/分/1.73m²)	投与量
正常又は軽度	eGFR≧60	4mgを1日1回投与
中等度	30≦eGFR<60	2mgを1日1回投与
重度	eGFR<30	投与しない

7.3 プロベネシドとの併用時には本剤を2mg 1日1回に減量するなど用量に注意すること。[10.2、16.7.1参照]
〈関節リウマチ〉
7.4 免疫抑制作用が増強されると感染症のリスクが増加することが予想されるので、本剤と抗リウマチ生物製剤や他の経口ヤヌスキナーゼ(JAK)阻害剤との併用はしないこと。本剤とこれらの薬剤との併用経験はない。
〈アトピー性皮膚炎〉
7.5 免疫抑制作用が増強されると感染症のリスクが増加することが予想されるので、本剤と免疫調整生物製剤、他の経口JAK阻害剤、シクロスポリン等の強力な免疫抑制剤との併用はしないこと。本剤とこれらの薬剤との併用経験はない。
7.6 本剤による治療反応は、通常投与開始から8週までには得られる。8週までに治療反応が得られない場合は、投与中止を考慮すること。

8. 重要な基本的注意

〈効能共通〉
8.1 本剤は、免疫反応に関与するJAKファミリーを阻害するので、感染症に対する宿主免疫能に影響を及ぼす可能性がある。本剤の投与に際しては十分な観察を行い、感染症の発現や増悪に注意すること。また、患者に対し、発熱、倦怠感等があらわれた場合には、速やかに主治医に相談するよう指導すること。[1.1、1.2.1、2.2、9.1.1、9.1.3参照]
8.2 本剤投与に先立って結核に関する十分な問診及び胸部X線検査に加え、インターフェロンγ遊離試験又はツベルクリン反応検査を行い、適宜胸部CT検査等を行うことにより、結核感染の有無を確認すること。本剤投与中は胸部X線検査等の適切な検査を定期的に行うなど結核の発現には十分に注意すること。患者に対し、結核を疑う症状が発現した場合(持続する咳、発熱等)には速やかに主治医に連絡するよう説明すること。[1.1、1.2.2、2.3、9.1.2参照]
8.3 好中球減少、リンパ球減少及びヘモグロビン減少があらわれることがあるので、本剤投与開始後は定期的に好中球数、リンパ球数及びヘモグロビン値を確認すること。[2.5-2.7、9.1.9-9.1.11、11.1.3参照]
8.4 ヘルペスウイルスを含むウイルスの再活性化(帯状疱疹等)が報告されている。また、日本人関節リウマチ患者で認められた重篤な感染症のうち多くが重篤な帯状疱疹であったこと、播種性帯状疱疹も認められていることから、ヘルペスウイルス等の再活性化の徴候や症状の発現に注意すること。徴候や症状が認められた場合には、患者に受診するよう説明し、本剤の投与を中断し速やかに適切な処置を行うこと。また、ヘルペスウイルス以外のウイルスの再活性化にも注意すること。[11.1.1参照]
8.5 抗リウマチ生物製剤によるB型肝炎ウイルスの再活性化が報告されているので、本剤投与に先立って、B型肝炎ウイルス感染の有無を確認すること。[9.1.7参照]
8.6 感染症発現のリスクを否定できないので、本剤投与中の生ワクチン接種は行わないこと。
8.7 総コレステロール、LDLコレステロール、HDLコレステロール及びトリグリセリドの上昇等の脂質検査値異常があらわれることがある。本剤投与開始後は定期的に脂質検査値を確認すること。臨床上必要と認められた場合には、脂質異常症治療薬の投与等の適切な処置を考慮すること。
8.8 トランスアミナーゼ値の上昇があらわれることがあるので、本剤投与中は、観察を十分に行うこと。トランスアミナーゼ値が基準値上限の5〜10倍以上に上昇した症例も報告されている。[9.3、11.1.4参照]
8.9 悪性リンパ腫、固形癌等の悪性腫瘍の発現が報告されている。本剤との因果関係は明らかではないが、悪性腫瘍の発現には注意すること。[15.1.2参照]
〈アトピー性皮膚炎〉
8.10 本剤が疾病を完治させる薬剤でなく、本剤投与中も保湿外用剤等を併用する必要があることを患者に対して説明し、患者が理解したことを確認したうえで投与すること。
8.11 本剤は免疫抑制作用を有することから、皮膚バリア機能が低下しているアトピー性皮膚炎患者への投与に際しては十分な観察を行い、皮膚感染症の発現に注意すること。アトピー性皮膚炎患者を対象とした臨床試験において重篤な皮膚感染症が報告されている。

9. 特定の背景を有する患者に関する注意

9.1 合併症・既往歴等のある患者
9.1.1 感染症(重篤な感染症を除く)の患者又は感染症が疑われる患者 [1.1、1.2.1、2.2、8.1、9.1.3参照]
9.1.2 結核の既感染者(特に結核の既往歴のある患者及び胸部レントゲン上結核治癒所見のある患者)又は結核感染が疑われる患者 (1) 結核の既感染者では、結核を活動化させるおそれがある。[1.1、1.2.2、2.3、8.2、9.1.1参照] (2) 結核の既往歴を有する場合及び結核感染が疑われる場合には、結核の診療経験がある医師に相談すること。以下のいずれかの患者には、原則として本剤投与前に適切な抗結核薬を投与すること。[1.1、1.2.2、2.3、9.1.2参照]・胸部画像検査で陳旧性結核に合致するか推定される陰影を有する患者・結核の治療歴(肺外結核を含む)を有する患者・インターフェロンγ遊離試験やツベルクリン反応検査等の検査により、結核が強く疑われる患者・結核患者との濃厚接触歴を有する患者
9.1.3 易感染性の状態にある患者 感染症を発現するリスクが高い。[1.1、1.2.1、2.2、8.1、9.1.1参照]
9.1.4 腸管憩室のある患者 消化管穿孔があらわれるおそれがある。[11.1.2参照]
9.1.5 間質性肺炎の既往歴のある患者 定期的に問診を行うなど、注意すること。間質性肺炎があらわれるおそれがある。[11.1.5参照]
9.1.6 静脈血栓塞栓症のリスクを有する患者 [11.1.6参照]
9.1.7 B型肝炎ウイルスキャリアの患者又は既往感染者(HBs抗原陰性、かつHBc抗体又はHBs抗体陽性) 肝機能検査値やHBV DNAのモニタリングを行うなど、B型肝炎ウイルスの再活性化の徴候や症状の発現に注意すること。抗リウマチ生物製剤を投与されたB型肝炎ウイルスキャリアの患者又は既往感染者において、B型肝炎ウイルスの再活性化が報告されている。なお、活動性B型肝炎の患者は臨床試験では除外されている。[8.5参照]
9.1.8 C型肝炎患者 臨床試験では除外されている。
9.1.9 好中球減少(好中球数500/mm³未満を除く)のある患者 好中球数が低い患者(1000/mm³未満)については、本剤の投与を開始しないことが望ましい。好中球減少が更に悪化するおそれがある。[2.5、8.3参照]
9.1.10 リンパ球減少(リンパ球数500/mm³未満を除く)のある患者 リンパ球減少が更に悪化するおそれがある。[2.6、8.3参照]
9.1.11 ヘモグロビン値減少(ヘモグロビン値8g/dL未満を除く)のある患者 ヘモグロビン減少が更に悪化するおそれがある。[2.7、8.3参照]

10. 相互作用

10.2 併用注意(併用に注意すること) プロベネシド[7.3、16.7.1参照]

11. 副作用

次の副作用があらわれることがあるので、観察を十分に行い、異常が認められた場合には投与を中止するなど適切な処置を行うこと。
11.1 重大な副作用
11.1.1 感染症 帯状疱疹(3.2%)、肺炎(0.8%)、ニューモシスティス肺炎(0.1%未満)、敗血症(0.1%未満)、結核(0.1%未満)等の重篤な感染症(日和見感染症を含む)があらわれ、致死的な経過をたどることがある。本剤投与中に重篤な感染症を発現した場合は、感染症がコントロールできるようになるまでは投与を中止すること。[1.1、1.2.1、1.2.2、2.2、8.1、8.4、9.1.1-9.1.3参照]
11.1.2 消化管穿孔(0.1%未満) 異常が認められた場合には投与を中止するとともに、腹部X線、CT等の検査を実施するなど十分に観察し、適切な処置を行うこと。[9.1.4参照]
11.1.3 好中球減少(0.8%)、リンパ球減少(1.3%)、ヘモグロビン減少(0.1%) 好中球数:本剤投与開始後、継続して500〜1000/mm³である場合は、1000/mm³を超えるまでは本剤の投与を中断すること。リンパ球数:本剤投与開始後、500/mm³未満になった場合には、500/mm³以上となるまで本剤の投与を中止すること。ヘモグロビン値:本剤投与開始後、8g/dL未満になった場合には、正常化するまで本剤の投与を中止すること。[2.5-2.7、8.3参照]
11.1.4 肝機能障害、黄疸 AST(0.9%)、ALT(1.1%)の上昇等を伴う肝機能障害、黄疸(頻度不明)があらわれることがある。[8.8参照]
11.1.5 間質性肺炎(0.1%未満)
発熱、咳嗽、呼吸困難等の呼吸器症状に十分に注意し、異常が認められた場合には、速やかに胸部X線検査、胸部CT検査及び血液ガス検査等を実施し、本剤の投与を中止するとともにニューモシスティス肺炎との鑑別診断(β-Dグルカンの測定等)を考慮に入れ適切な処置を行うこと。[9.1.5参照]
11.1.6 静脈血栓塞栓症(0.3%) 肺塞栓症及び深部静脈血栓症があらわれることがある。[9.1.6参照]
11.2 その他の副作用 主な副作用(発現頻度1%以上)は、上気道感染、LDLコレステロール上昇、悪心、腹痛、帯状疱疹、単純ヘルペス、尿路感染、頭痛、ALT上昇、AST上昇、血小板増加症、トリグリセリド上昇、CK上昇

21. 承認条件

21.1 医薬品リスク管理計画を策定の上、適切に実施すること。
〈関節リウマチ〉
21.2 製造販売後、一定数の症例に係るデータが蓄積されるまでの間は、全症例を対象に使用成績調査を実施することにより、本剤の安全性及び有効性に関するデータを早期に収集し、本剤の適正使用に必要な措置を講じること。

その他の使用上の注意については添付文書をご参照ください。

＊添付文書:2020年12月改訂(第3版、効能変更)

Lilly Answers リリーアンサーズ
日本イーライリリー医薬情報問合せ窓口
0120-360-605[※1] (医療関係者向け)
受付時間 月曜日〜金曜日 8:45〜17:30[※2]
※1 通話料は無料です。携帯電話、PHSからもご利用いただけます
※2 祝祭日及び当社休日を除きます
www.lillymedical.jp

製造販売元〈文献請求先及び問い合わせ先〉
日本イーライリリー株式会社
〒651-0086 神戸市中央区磯上通5丁目1番28号

PP-BA-JP-2372
2020年12月作成